Amarpreet Singh
Ashish Bali

Tratamento Restaurador Atraumático

Amarpreet Singh
Ashish Bali

Tratamento Restaurador Atraumático

ScienciaScripts

ÍNDICE

1. INTRODUÇÃO 2

2. EVOLUÇÃO HISTÓRICA DA ARTE 6

3. EPIDEMIOLOGIA DA CÁRIE DENTÁRIA 11

4. TRATAMENTO RESTAURADOR ATRAUMÁTICO (ART) DA CÁRIE
DENTÁRIA 17

5. ABORDAGEM DO TRATAMENTO RESTAURADOR ATRAUMÁTICO
(ART) PARA CONTROLAR A CÁRIE DENTÁRIA: DESAFIOS PARA O
ANO 2000 E SEGUINTES 21

6. PRINCÍPIOS DA ARTE 29

7. INDICAÇÕES E CONTRA-INDICAÇÕES 34

8. VANTAGENS e DESVANTAGENS da ARTE 35

9. ARMAMENTARIUM 37

10. MATERIAIS 45

11. PROCEDIMENTO PARA O TRATAMENTO RESTAURADOR
ATRAUMÁTICO[31] 50

12. ACOMPANHAMENTO DE RESTAURAÇÕES E SELANTES
ARTÍSTICOS 79

13. PRAZO DE VALIDADE OU SOBREVIVÊNCIA DO MATERIAL DE
RESTAURAÇÃO ATRAUMÁTICO 84

14. RESTAURO E FRACASSO DA ARTE 91

15. REVISÃO DA LITERATURA 96

16. DISCUSSÃO 131

17. RESUMO E CONCLUSÃO 134

18. BIBLIOGRAFIA 136

1. INTRODUÇÃO

A cárie dentária é a doença oral mais disseminada no mundo, mas tende a não ser tratada em comunidades carenciadas, tanto nos países em desenvolvimento como nos países industrializados. Estas populações carenciadas recebem principalmente extracções quando procuram cuidados dentários; não recebem obturações para as cáries quando podem consultar um dentista.[1]

A cárie dentária continua a ser considerada uma das doenças crónicas mais prevalecentes que afectam as crianças. É cinco vezes mais comum do que a asma e sete vezes mais prevalente do que a febre dos fenos. Embora os níveis de cárie dentária tenham registado um declínio acentuado nos últimos trinta anos, certos grupos da população continuam a sofrer de níveis elevados da doença. Este facto pode dever-se ao acesso limitado a cuidados preventivos e a tratamentos de saúde oral. Estas populações vulneráveis incluem crianças, especialmente de famílias com baixos rendimentos e de minorias. As comunidades de saúde pública têm procurado soluções para as disparidades em matéria de cárie dentária [2]

Atualmente, várias abordagens clínicas para o tratamento de lesões de cárie centram-se na preservação máxima das estruturas dentárias. Neste contexto, na década de 80 foi introduzido um tratamento restaurador inovador para lesões de cárie baseado nos princípios de perda mínima de dentina e esmalte durante a remoção da cárie e utilização de materiais que libertam flúor. Esta técnica, denominada Tratamento Restaurador Atraumático (ART), foi desenvolvida na Universidade de DAR-es-Salaam, na Tanzânia, como um projeto-piloto e parte de um programa local de saúde oral [3]

Em muitos países, o processo de cárie progride frequentemente para além da fase reversível e muitas pessoas acreditam que a perda de dentes faz parte da vida. O principal método de tratamento da cárie dentária é a extração. A necessidade de desenvolver uma nova abordagem aos cuidados orais para utilização em regiões economicamente menos desenvolvidas foi reforçada pela Organização Mundial de Saúde (OMS). Em 1994, durante a reunião anual da IADR, a OMS reconheceu, aprovou e promoveu a disseminação da técnica em todo o mundo· Os primeiros resultados, utilizando cimentos de ionómero de vidro convencionais, foram publicados na literatura entre 1994 e 1996.[4]

A Organização Mundial de Saúde promove ativamente o tratamento restaurador atraumático como uma abordagem viável para satisfazer a necessidade de tratamento da cárie dentária. O tratamento de restauração atraumático utiliza a escavação manual da cárie dentária, o que elimina a necessidade de anestesia e a utilização de equipamento dispendioso, e restaura a cavidade com ionómero de vidro, um material adesivo que se liga à estrutura dentária e liberta flúor à medida que estimula a remineralização. O tratamento restaurador atraumático é não-invasivo, o que o torna altamente aceitável para os pacientes. Estudos efectuados em vários países demonstraram elevadas taxas de sobrevivência das restaurações de uma só superfície do tratamento de restauração atraumático, mesmo em comparação com as restaurações de amálgama [5]

O ART é um dos tratamentos alternativos para a cárie dentária em que a dentina cariada exterior desmineralizada e insensível é removida apenas com instrumentos manuais. Por conseguinte, não é necessária eletricidade ou anestesia e a dor normalmente sentida na preparação convencional da cavidade é reduzida ao mínimo. Originalmente, o ART foi desenvolvido para utilização em países rurais em desenvolvimento, uma vez que não requer anestesia local ou eletricidade. O Tratamento Restaurador Atraumático conserva a estrutura dentária, minimizando o trauma, e reduz a dor, talvez devido à criação de cavidades mais pequenas. Verificou-se que esta técnica é útil em crianças, idosos, pacientes com necessidades especiais e pacientes com medo e ansiedade em relação ao tratamento dentário· A dor e a ansiedade são significativamente menores tanto em crianças como em adultos que recebem terapia ART em comparação com a terapia convencional· Em geral, os pacientes sentem menos medo e desconforto quando recebem ART em comparação com os instrumentos rotativos convencionais... O ART foi desenvolvido para ser utilizado em ambientes comunitários e/ou no terreno e pode ser utilizado em locais onde apenas estão disponíveis instrumentos manuais, como em ambientes rurais e países em desenvolvimento.

O ART pode ser útil numa população idosa que pode estar em lares de idosos ou confinada às suas casas, onde apenas podem estar disponíveis instrumentos manuais. As escolas ou clínicas da comunidade também podem beneficiar de programas de ART, uma vez que requerem pouco tempo de preparação e o equipamento é portátil.[6]

Os cimentos de ionómero de vidro (CIV) são o material de eleição para o ART devido à sua capacidade de ligação às estruturas dentárias e à sua capacidade de libertação e absorção de flúor, funcionando assim como uma fonte constante de flúor na cavidade oral. Existem diferentes métodos para avaliar os cimentos de ionómero de vidro. Wilson e Lewis (1980) analisaram suas propriedades mecânicas, que são de extrema importância quando se utiliza a técnica do ART, pois não há preparo cavitário padrão, aplicação de sistema adesivo adicional ou mesmo ajuste oclusal. A literatura odontológica apresenta estudos sobre as propriedades mecânicas dos cimentos de ionômero de vidro, como resistência à tração diametral, resistência à flexão e resistência à compressão. No entanto, a maioria desses estudos avaliou cimentos de ionômero de vidro convencionais ou modificados por resina e poucos testaram novos materiais para o ART, provavelmente por terem sido introduzidos mais recentemente no mercado. Outro aspeto é que a resistência destes materiais foi avaliada apenas após um período de 24 horas após a manipulação e 7 dias . Alguns materiais de ionómero de vidro, particularmente os cimentos convencionais, têm um período de presa que dura mais de 24 horas e uma boa resistência mecânica é uma propriedade importante durante as primeiras horas de presa devido à carga de oclusão e às tensões mastigatórias após a restauração estar terminada.[3]

O tempo médio de sobrevivência do tratamento restaurador atraumático é de 5 anos, em comparação com 7 anos para as restaurações de amálgama convencionais. A relação custo-eficácia do tratamento restaurador atraumático também foi estabelecida, considerando os custos de equipamento, materiais e salários. O tratamento restaurador atraumático é atualmente utilizado em 25 países e faz parte de programas de formação regulares para o pessoal dentário em pelo menos 3 países. Foi pedido aos pacientes que avaliassem a sua experiência através do preenchimento do Formulário de Satisfação do

Paciente da Organização Mundial de Saúde.

As avaliações de acompanhamento das restaurações de tratamento restaurador atraumático foram efectuadas em intervalos de 1 e 2 anos (2001-2002). Os critérios estabelecidos por Frencken e Holmgren foram utilizados para determinar se as restaurações de tratamento restaurador atraumático estavam deslocadas, tinham defeitos marginais ou apresentavam desgaste profundo. [7]

A melhoria das propriedades mecânicas e de presa dos cimentos de ionómero de vidro convencionais proporcionou taxas de sobrevivência mais elevadas em estudos ART mais recentes do que em estudos anteriores Apesar de todas as melhorias, a abordagem ART ainda enfrenta alguma resistência entre os dentistas. Esta resistência ocorre principalmente devido à falta de conhecimento sobre a técnica e sobre o conceito de intervenção mínima. [4]

2. EVOLUÇÃO HISTÓRICA DA ARTE

O Tratamento Restaurador Atraumático (ART) é uma abordagem minimamente invasiva para prevenir lesões cariosas dentárias e impedir a sua progressão. Consiste em dois componentes: selagem de fossas e fissuras propensas à cárie (selantes ART) e restauração de lesões de dentina cavitadas com restaurações de selantes (restaurações ART)[9] . A colocação de um selante ART envolve a aplicação de um cimento de ionómero de vidro de alta viscosidade sob pressão dos dedos. Uma restauração ART envolve a remoção do cimento de ionómero do tecido dentário cariado macio e completamente desmineralizado, utilizando instrumentos manuais. Segue-se a restauração da cavidade com um material dentário adesivo que, simultaneamente, sela quaisquer cavidades remanescentes material adesivo predominantemente utilizado para restaurar cavidades limpas produzidas com instrumentos manuais e glassionomer de alta viscosidade. As restaurações que utilizaram instrumentos rotativos para a abertura da cavidade e instrumentos manuais para a limpeza da cavidade não são consideradas restaurações ART[10] são consideradas restaurações ART modificadas não diferem das restaurações convencionais[11] O ART foi inicialmente desenvolvido em resposta aos dentes de pessoas de todas as idades em comunidades carenciadas onde não existiam recursos como eletricidade, água canalizada e equipamento dentário convencional e, sem esta intervenção, esses dentes continuariam a deteriorar-se até serem perdidos por extração. A abordagem que acabou por se tornar conhecida como ART foi pioneira em meados dos anos 80 como parte de um programa de cuidados de saúde oral primários da Faculdade de Medicina Dentária de Dar-es-Salaam, na Tanzânia. Para apoiar a recém-criada Faculdade de Medicina Dentária, os doadores ocidentais tinham dado cadeiras dentárias "móveis" de ferro fundido e aparelhos de perfuração e sucção. Para se tornar operacional nas zonas rurais da Tanzânia, este equipamento necessitava de um gerador elétrico, gasolina e um veículo para o transportar. Rapidamente se tornou evidente que o equipamento comunitário de saúde oral era impraticável e inadequado. Como referido pelos estudantes, a falta de recursos financeiros para gerir um programa móvel, a aquisição de peças sobressalentes no estrangeiro para a manutenção do equipamento dentário e a falta de um veículo foram factores que impediram a implementação de um programa comunitário de saúde oral baseado no equipamento doado.

Assim, sendo a necessidade "a mãe da invenção", foi efectuada uma pequena investigação sobre o tipo de instrumentos que estavam disponíveis em todo o país nas clínicas dentárias da Tanzânia. Verificou-se que existiam instrumentos manuais, que a maior parte do equipamento dentário não funcionava e que o fosfato de zinco era considerado o tratamento das lesões cavitadas da dentina. Na prática, esta abordagem não causou problemas insuperáveis, uma vez que, em muitos casos, a abertura da cavidade era suficientemente grande para a remoção do seu conteúdo mole, não havendo necessidade de utilizar uma broca potente para o conseguir. A fratura de esmalte fino sem suporte para abrir lesões de dentina cavitadas relativamente pequenas com um machado também foi considerada possível. Na ausência de qualquer material de restauração adequado, a cavidade limpa foi então preenchida com cimento de fosfato de zinco. Os pacientes preferiram este tipo de tratamento ao que era efectuado quando se utilizava o equipamento rotativo doado. Na sequência de respostas encorajadoras a estes tratamentos iniciais na Tanzânia rural, foi tomada a decisão de iniciar um estudo piloto utilizando cimento de policarboxilato em cavidades limpas. A avaliação de 28 restaurações em crianças e adultos resultou em apenas uma falha após 9 meses. Em algumas restaurações, o cimento de policarboxilato estava visivelmente desgastado, mas o principal resultado foi que todas as pessoas ficaram livres de dores de dentes, exceto uma cujo dente teve de ser extraído devido a pulpite. No entanto, esta cavidade era muito grande e o sucesso aparente desta técnica simples foi encorajador[12] . Os resultados do estudo-piloto foram apresentados na reunião científica da Associação Dentária da Tanzânia em 1986, e nasceu uma abordagem de intervenção mínima, mais tarde designada ART.

Com base nos resultados encorajadores do estudo-piloto, foi iniciado um campo na Tanzânia. Foi utilizado um material de restauração permanente sob a forma de um cimento de glassionómero de média viscosidade em vez de cimento de policarboxilato. Resultados não publicados indicaram um elevado nível de retenção da restauração após 3 anos. Esta descoberta serviu de base para a realização de um ensaio clínico na Tailândia, no início dos anos noventa, no qual a abordagem ART foi comparada com a abordagem tradicional de amálgama[13.] Foi desenvolvido o primeiro conjunto de critérios ART. Estes incluíam códigos para o desgaste esperado do ionómero de vidro de média viscosidade utilizado. Como se verificou que o desgaste do material era baixo no final do ensaio de 3 anos, os primeiros critérios foram alterados e desenvolvidos para o conjunto de critérios ART atualmente utilizado

Código	Critérios
0	Presente, satisfatório
1	Presente, ligeira deficiência na margem da cavidade inferior a 0,5 mm
2	Presente, deficiência na margem da cavidade de 0,5 mm ou mais*
3	Presente, fratura na restauração
4	Presente, fratura no dente
5	Presente, sobreextensão da margem aproximada de 0,5 mm ou mais*
6	Não presente, falta a maior parte ou a totalidade do restauro
7	Não presente, foi efectuado outro tratamento de restauração
8	Não presente, o dente não está presente
9	Incapaz de diagnosticar
C	Presença de lesão cariosa na dentina

*Conforme avaliado utilizando a extremidade esférica de 0,5 mm de uma sonda metálica do Índice Periodontal Comunitário (IPC)
pontuação 0 e 1 = sobreviveu

Tabela -1 critérios de avaliação para avaliar restaurações ART

Na avaliação do sexto mês do estudo na Tailândia, em 1992, tornou-se muito evidente que as crianças que tinham sido tratadas com o ART participavam alegremente, enquanto que as que tinham sido tratadas com a abordagem tradicional da peça de mão rotativa estavam muito relutantes em fazê-lo. Muitas destas últimas crianças fugiam quando viam os operadores, pensando que tinham de ser tratadas novamente. Muitas destas últimas crianças fugiram quando viram os operadores, pensando que tinham de ser tratadas novamente. Perguntou-se a ambos os grupos de crianças como é que se lembravam do tratamento efectuado 6 meses antes. Tornou-se claro que existia um elevado nível de aceitação entre as crianças tratadas com ART e uma falta de vontade de serem tratadas novamente entre as crianças do grupo da peça de mão rotativa tradicional. Por isso, foi adotado o termo Tratamento Restaurador Atraumático (ART): "Atraumático" não só devido ao seu baixo nível de dor ou desconforto, mas também devido à sua destruição mínima do tecido dentário.

O estudo da Tailândia chamou a atenção dos líderes mundiais em saúde oral e resultou na adoção do ART pela Organização Mundial de Saúde no Dia Mundial da Saúde, em 1994. O comunicado de imprensa da OMS sobre o ART atribuiu à equipa original do ART, constituída pelo Prof. Taco Pilot, Prof. Prathip Phantumvanit, Dr. Yupin Songpaisan e Dr. Jo Frencken, a grande responsabilidade de garantir que o que era transmitido ao mundo exterior pudesse ser comprovado. Entretanto, tinham sido iniciados estudos sobre o ART no Camboja, no Zimbabué[14] , e na China[15] . Estes estudos de coorte investigaram basicamente a eficácia das restaurações ART em condições de campo. No entanto, questões fundamentais de gestão de lesões cariosas surgiram como parte dos estudos ART. A fim de interagir com a comunidade de investigação sobre estas questões fundamentais, foi organizado um simpósio sobre Técnicas de Intervenção Mínima para a Cárie Dentária no 73º congresso da IADR em Singapura, em 1995. Essencialmente, a reunião foi amplamente dedicada ao ART e a tópicos relacionados, mas como o acrónimo "ART" não era universalmente conhecido nessa altura, foi utilizado o título "Intervenção Mínima". Foi o 1st simpósio ART, mas com um nome diferente. O aspeto mais importante do simpósio foi o desenvolvimento e a aceitação de uma agenda de investigação sobre questões relacionadas com a abordagem de intervenção mínima para a cárie e especificamente para o ART. Uma ata do simpósio que continha a agenda de investigação foi publicada no Journal of Dental Public Health em 1996. A definição de uma agenda de investigação acabou por ser de importância essencial para estimular mais investigação relacionada com a abordagem ART, uma vez que um número considerável de investigadores baseou a sua investigação futura nesta agenda.

O 2º simpósio ART teve lugar durante o 76º congresso da IADR em Nice, França, em 1998. Tal como em 1995, foi publicada uma ata; desta vez na Community Dentistry and Oral Epidemiology, em 1999. Incluiu um artigo sobre os resultados relacionados com os tópicos da agenda de investigação de 1995. Este artigo de Holmgren e Frencken[16] (1999) ajudou muitos a iniciar estudos sobre o ART. O 3º simpósio sobre ART teve lugar durante o congresso 2004-FDI em Nova Deli, mas não foram publicadas actas. O 4º simpósio do ART teve lugar em Bauru, Brasil, em 2004, e as actas foram publicadas no Journal of Applied Oral Science em 2006. O 5º simpósio ART teve lugar em 2009, durante o 3º congresso pan-latino-americano da IADR em Ilsa de Margarita, Venezuela. A Federação Dentária Mundial (FDI) criou um comité em 1997 para analisar a nova filosofia de gestão da cárie da Medicina Dentária de Intervenção Mínima (MID). O relatório, que descreve o ART como um dos exemplos de MID, foi publicado em 2000 no International Dental Journal e foi discutido na reunião da FDI de 2002 em Viena. A Assembleia Geral adoptou o ART como uma abordagem de intervenção mínima.[17]

3. EPIDEMIOLOGIA DA CÁRIE DENTÁRIA

A saúde oral é o bem-estar da cavidade oral, incluindo a dentição e as suas estruturas e tecidos de suporte. A retenção de dentes funcionais é claramente a base e a substituição de alta qualidade é a segunda escolha na manutenção de uma saúde e bem-estar orais adequados. Embora a prevalência da cárie dentária tenha diminuído nos países industrializados ao longo das últimas décadas, prevê-se um aumento ligeiro a moderado dos níveis de cárie em muitos países em desenvolvimento.[18]

O Banco Mundial de Dados da OMS fornece informações sobre as tendências da cárie dentária. Como exemplo para os países em desenvolvimento, o último Inquérito Nacional de Saúde Oral na Tailândia, em 1994, mostrou o seguinte estado da cárie dentária. O número de crianças com cáries, especialmente nas zonas rurais, em 1994 era mais elevado do que em 1984[19] . A experiência de cárie era muito mais elevada nas zonas urbanas do que nas rurais. Verificou-se que o nível de cárie das crianças de 12 anos variava em famílias de diferentes níveis socioeconómicos. É interessante notar que 70% das lesões de cárie ocorreram em fissuras e 58% delas necessitaram de obturações de uma só superfície. Nos idosos, a cárie radicular também foi reconhecida como um dos problemas de cárie. A prevalência da cárie dentária na dentição primária era ainda mais elevada. Em 1994, cerca de 67% das crianças de 3 anos foram afectadas com uma média de 4 pontos. Foram incluídos os dentes cariados, obturados e ausentes de todas as crianças. Aos 6 anos de idade, 91% das crianças tinham experiência de cárie, com uma média de 5,5 dentes cariados e obturados por pessoa. Vale a pena mencionar que a maioria dos dentes cariados não foi tratada devido à escassez e distribuição desigual de mão de obra no domínio da saúde oral, para além do défice de recursos do país. Este é um problema que afecta todos os países em desenvolvimento.[20]

SITUAÇÃO DA CÁRIE DENTÁRIA EM TODO O MUNDO

As últimas décadas testemunharam enormes desenvolvimentos na prevenção e gestão da cárie dentária. A diminuição da prevalência da cárie dentária na parte mais jovem da população dos países industrializados desde os anos setenta serve de exemplo. Contudo, nas nações menos industrializadas, a maior parte da população não beneficiou destes desenvolvimentos positivos no controlo da cárie. Assim, apesar de todos os desenvolvimentos positivos na prevenção e controlo da cárie, mais de três quartos da população mundial sofre de cáries não tratadas. Esta situação não é, de forma alguma, exclusiva dos países menos industrializados, uma vez que, nos países industrializados, os sectores desfavorecidos da comunidade recebem poucos ou nenhuns cuidados dentários. Assim, apesar das enormes conquistas, a cárie dentária continua a ser um problema mundial.[19]

A fim de melhorar a saúde oral de uma comunidade de forma sustentável, não é sensato concentrar-se num aspeto específico. A longo prazo, é mais vantajoso concentrarmo-nos no desenvolvimento e na aplicação de um pacote abrangente que inclua elementos essenciais dos cuidados orais, tais como: promoção, prevenção, gestão e cuidados de emergência. Este pacote tem de ser aceitável e acessível tanto para o governo como para a comunidade local em causa. A Unidade de Saúde Oral da Organização Mundial de Saúde desenvolveu recentemente um pacote deste tipo. Uma das componentes deste pacote global de saúde oral diz respeito: A utilização adequada da abordagem do Tratamento Restaurador Atraumático (ART).

RESTAURAÇÃO DE CÁRIES DENTÁRIAS

A cárie é registada como presente quando uma lesão numa fossa ou fissura, ou numa superfície lisa do dente, apresenta uma cavidade inconfundível, esmalte minado, ou um pavimento ou parede amolecidos detectáveis com a sonda. Quando existe uma cavidade, é óbvio que é necessária uma restauração para restabelecer a função dos dentes e impedir a progressão da cárie dentária.

Originalmente, todos os dentistas são treinados para restaurar a cavidade cariosa com amálgama, que é um material dentário metálico com muita resistência. No passado, o objetivo era substituir o esmalte destruído por um material com grande resistência para uma longa duração. G.V. Black foi o pioneiro nesta área, tendo introduzido o conceito de restauração com amálgama. Uma vez que a amálgama não é biocompatível com o esmalte ou a dentina, prata-mercúrio vs fosfato de cálcio, a retenção da amálgama na cavidade dependia apenas de um bloqueio mecânico, como a forma de caixa, extensão para prevenção, etc. A restauração de amálgama tem sido utilizada com grande sucesso com o desenvolvimento da mistura do metal para fácil manuseamento e melhores propriedades físicas. No entanto, a preparação da cavidade para a restauração com amálgama não se enquadra no conceito moderno de intervenção mínima dos tecidos vivos. Considerando a remoção das lesões de cárie com uma máquina de perfuração com o objetivo de cortar as paredes afiadas e o pavimento da cavidade, o esmalte sólido e a dentina adjacente às lesões de cárie têm de ser removidos ou cortados desnecessariamente. Para além disso, a adaptação da amálgama à cavidade pode causar fugas e cáries secundárias mais tarde.[20]

Há algumas décadas, foi introduzido um novo material de restauração, ou seja, a resina composta. A vantagem desta resina composta é a cor estética do dente e a sua ligação à estrutura dentária. Este material pode reduzir a preparação da cavidade para a restauração, como a restauração de resina preventiva (PRR), com uma preparação da cavidade muito menos invasiva. O desenvolvimento em termos de resistência, adesão e estética está a decorrer com muito sucesso. No entanto, o material em si, a resina, não se liga diretamente à composição do dente, a menos que seja induzido um condicionamento ácido para a ligação.

Além disso, a contração durante a presa da resina composta continua a ser um dos problemas do material. A restauração das cavidades cariosas com resina composta é muito popular. Também pode ser aceite no âmbito do conceito de intervenção mínima, mas continua a necessitar de máquinas e equipamento de perfuração com formação específica para restaurações de melhor qualidade.

O novo cimento de ionómero de vidro para restauração reforçada foi desenvolvido para se adequar ao conceito de intervenção mínima, bem como à restauração preventiva da libertação de flúor. A composição do ionómero de vidro está quimicamente ligada à estrutura dentária do esmalte e da dentina, pelo que não é necessário utilizar o condicionamento ácido para a ligação.

As suas propriedades importantes são a ligação química direta à estrutura do dente, a biocompatibilidade com todos os tecidos vivos e a libertação lenta de flúor como medida preventiva. Além disso, a simplicidade de manuseamento do ionómero de vidro torna a sua aplicação no terreno tão boa como no contexto clínico. Este facto facilitará a disponibilização de restaurações à população mais desfavorecida nas zonas rurais dos países em desenvolvimento, o que é uma situação realista.[21]

CONCEITOS RECENTES DE CÁRIE DENTÁRIA

Uma vez que a composição química do esmalte é constituída por 97% de apatite, o processo inicial da cárie dentária tem sido considerado como uma alteração da apatite. A apatite é uma forma de complexo de fosfato de cálcio que é o principal mineral do corpo, tanto no osso como nos dentes. Na cavidade oral, a placa dentária cobre normalmente a superfície do dente, ou seja, o esmalte. Quando os microrganismos da placa produzem ácido a partir do açúcar, o ácido ataca a composição química do esmalte, ou seja, a apatite. A isto chama-se "desmineralização", o que significa que o ácido se dissolve e causa alguma perda de minerais no esmalte. Felizmente, existe um mecanismo de defesa do corpo quando a saliva amortece o ácido e aumenta o pH da placa bacteriana. Este é o período em que não só a desmineralização do esmalte pára, como também o conteúdo de fosfato de cálcio na saliva começa a "remineralizar" o esmalte.

Uma vez que o mecanismo da placa bacteriana é ativado ao longo do dia, dependendo do consumo de alimentos e do açúcar fornecido à placa bacteriana, o ciclo de "desmineralização-remineralização" ocorre no esmalte. Também o flúor pode melhorar a remineralização. Se o balanço deste ciclo for positivo, ou seja, se mudar para o lado da remineralização, a cárie não pode progredir mais. Mas se o balanço for negativo, ou seja, se a desmineralização for maior do que a remineralização, a cárie continua.

O processo de cárie do esmalte não ocorre na superfície do esmalte, uma vez que existe um espaço entre as hastes do esmalte através do qual o ião de hidrogénio do ácido ou outros iões químicos podem penetrar e passar para a região subsuperficial do esmalte. Por isso, a fase inicial da desmineralização-remineralização da cárie do esmalte causa aqui a "lesão de cárie subsuperficial". Existem quatro camadas de cárie do esmalte, ou seja, zona superficial, corpo da lesão, zona escura e zona translúcida. A zona translúcida foi a primeira fase ou primeiro plano da lesão de cárie subsuperficial, onde a perda mineral é muito limitada a apenas 5%. O corpo da lesão é a zona cariada onde a perda mineral por desmineralização é mais elevada. Quando há uma perda mineral no corpo da lesão, o cálcio ionizado e o fosfato serão transportados para as camadas adjacentes, ou seja, a zona superficial e a zona escura. Portanto, estas duas zonas são a parte de remineralização do processo de cárie do esmalte. Sempre que há uma desmineralização, há também uma remineralização posterior e é possível que a remineralização a torne melhor e mais forte, especialmente quando há flúor envolvido. A cárie do esmalte é reversível na subsuperfície, pelo que é diferente da erosão ácida ou do condicionamento do esmalte, em que um ácido forte dissolve diretamente a superfície do esmalte.[21]

Quando o processo carioso está a decorrer, uma maior produção de ácido na placa penetrará na dentina, que é um tecido vivo fornecido pelo revestimento de odontoblastos na polpa. Além disso, a composição química da dentina é diferente da do esmalte, ou seja, 70% de apatite inorgânica e 30% de orgânica, principalmente proteína de colagénio. Existem outras quatro zonas de cárie da dentina, ou seja, dentina reactiva, zona transparente ou dentina esclerótica, zona de desmineralização e zona de penetração e destruição bacteriana. Quando o ácido chega pela primeira vez aos túbulos dentinários, o odontoblasto é estimulado e, assim, produz a dentina reactiva na polpa, bem como produz mais cálcio para remineralização nos túbulos dentinários na zona transparente ou dentina esclerótica. Estas duas zonas são o mecanismo de defesa do corpo através das células odontoblásticas. Entretanto, o ácido no interior dos túbulos dentinários também dissolve a apatite da dentina, tornando-se a zona de desmineralização.

Mas quando a superfície do esmalte é quebrada e se transforma em cavidade, a placa bacteriana e os microrganismos penetram diretamente no esmalte e na dentina. A produção de ácido e enzimas do microrganismo não decompõe a proteína orgânica, tornando-se a zona de invasão bacteriana que causa mais irritação aos odontoblastos com mais mecanismos de defesa. Esta zona de invasão bacteriana e de destruição orgânica é irreversível e, por conseguinte, amolece a dentina e dá-lhe uma textura de couro.

De facto, esta zona de penetração bacteriana e de destruição proteica é a única zona que precisa de ser completamente removida na preparação da cavidade para a restauração, uma vez que é irreversível e os microrganismos têm de ser removidos. Mas a zona de desmineralização da dentina ainda pode ser remineralizada e, por isso, deve ser mantida intacta. Assim como a zona transparente é a zona remineralizada da dentina, esta deve ser mantida como tecido sadio defendido. Mas, na maioria dos casos, a broca de perfuração não consegue parar nestas zonas e acaba por cortar e destruir tanto a zona de desmineralização como a zona transparente, mais ou menos

4. TRATAMENTO RESTAURADOR ATRAUMÁTICO (ART) DA CÁRIE DENTÁRIA

O Tratamento Restaurador Atraumático (ART) para a cárie dentária baseia-se no conceito de intervenção mínima na remoção de tecidos cariados, para além da restauração preventiva para controlo da cárie dentária. Os dois princípios do ART são a remoção de cáries dentárias moles com instrumentos manuais e o preenchimento da cavidade limpa com cimento de ionómero de vidro que pode libertar flúor.

A abordagem ART envolve a escavação das superfícies dentárias cavitadas com instrumentos manuais, seguida da restauração da cavidade e do selamento de quaisquer fossas e fissuras associadas com um material de preenchimento adesivo. Esta abordagem de tratamento provou ser altamente eficaz. Estudos demonstraram que é possível obter até 88% de sucesso após três anos para restaurações ART em superfícies dentárias individuais[22] .

O ART, em combinação com cimento de ionómero de vidro misturado à mão, não requer a utilização de eletricidade e este tipo de cuidados orais pode ser prestado em qualquer lugar. A realização do ART dificilmente requer o uso de anestesia local e a abordagem é considerada/amigável para o paciente. Isto abriu as portas à prestação de cuidados orais abrangentes a grupos populacionais que atualmente carecem desses cuidados.

Com as taxas de sobrevivência iniciais encorajadoras das restaurações e selantes ART, a Organização Mundial de Saúde apercebeu-se do potencial que o ART oferece e, com a ajuda financeira do Governo do Reino dos Países Baixos, desenvolveu um plano de ação para promover a utilização do ART a nível global. A promoção do TARV está direccionada para três áreas distintas, nomeadamente: Educação, Programas de Demonstração Comunitária e Investigação.

É óbvio que a remoção de cáries de dentina mole com instrumentos manuais é a melhor forma de alcançar o conceito de intervenção mínima. A escavadora afiada deve ser utilizada rotineiramente no ART para remover a dentina mole e coriácea na junção dentina-esmalte através de movimentos circulares na parede da cavidade. Esta é a área de maior importância na remoção de cáries de dentina devido à junção da parte mineral do esmalte e da parte destrutiva ou amolecida da dentina. A zona de invasão bacteriana e de destruição proteica da dentina é um tecido morto e irreversível, pelo que não tem sensibilidade durante o processo de remoção e é atraumática para o doente. No entanto, deve ter-se em atenção que não há indicação para cravar o instrumento manual afiado no fundo da cavidade, o que pode causar dor e expor a polpa desnecessariamente. A dentina no fundo da cavidade deve ser amolecida, a parte coriácea será facilmente removida seguindo a dentina amolecida na parede da cavidade. Na maioria dos casos, o fundo da cavidade deve ter dentina transparente ou esclerótica ou mesmo dentina reactiva[22,23]

Uma cavidade muito profunda ou uma cavidade pulpar quase exposta não é indicada para o ART. Ao utilizar escavadoras afiadas como instrumento manual para remover cáries de dentina mole, o operador terá um sentido tátil eficiente para saber se a dentina escavada é mole ou dura. Quando o instrumento toca a dentina dura e não resta dentina mole, a preparação da cavidade deve ser interrompida ou terminada. Esta é a vantagem dos instrumentos manuais em relação às brocas de carboneto ou diamantes, que são demasiado rápidos para serem detectados ou controlados, pelo que é frequente o corte desnecessário de estruturas dentárias sólidas. No entanto, os instrumentos manuais (escavadoras) devem ser afiados diariamente após a utilização para preparar a remoção eficaz da cárie de dentina mole de forma adequada.

Após a remoção completa da cárie de dentina, a cavidade é então limpa com um condicionador de dentina que é o poliácido diluído do conjunto líquido de ionómero de vidro. Este condicionador de dentina é diferente do procedimento de condicionamento ácido em resina composta. O objetivo do condicionador de dentina é remover qualquer camada de manchas, caso exista, e preparar a cavidade para uma melhor ligação com o material de restauração de ionómero de vidro. Uma vez que o condicionador de dentina é o mesmo que o líquido do conjunto de ionómero de vidro, podem ser utilizadas bolinhas de algodão humedecidas com água limpa para remover o excesso de condicionador e limpar a água com bolinhas de algodão secas. Isto é muito adequado para situações de campo em que não existe uma seringa de três vias ou um soprador de aparas para secar a cavidade. Além disso, o ionómero de vidro não é hidrofóbico como no caso da resina composta e, por conseguinte, a preferência pelo ionómero de vidro no ART[24] .

O ionómero de vidro reforçado para restauração, especialmente fabricado para o ART, deve ser utilizado de acordo com o manual de instruções. Trata-se de um material com uma elevada relação pó/líquido, de presa rápida, com resistência precoce à absorção de água e boas propriedades físicas em termos de viscosidade e resistência à compressão. A mistura adequada e cuidadosa do ionómero de vidro pode ser determinada pela superfície brilhante do material recém-misturado. O ionómero de vidro para o ART é misturado manualmente e é condensável na cavidade. No caso do ART, o mesmo ionómero de vidro é também utilizado para cobrir as fissuras adjacentes como selante. É necessário cobrir a restauração ART ou o selante com verniz, após a presa, para evitar a desidratação prematura do material.

A libertação de fluoreto do ionómero de vidro é uma das principais propriedades do ART. O flúor é incorporado no vidro durante o fabrico do pó de vidro. Existe um pico inicial de libertação de flúor após a mistura do pó com polvacid. Este pico inicial de fluoreto é útil tanto na exposição interna como externa do ionómero de vidro. O contacto interno do ionómero de vidro recém-misturado libertará um elevado teor de fluoreto na parede da cavidade, onde poderá haver alguns microrganismos remanescentes afectados pelo elevado teor de fluoreto. A exposição externa do ionómero de vidro à cavidade oral libertará flúor para a saliva e a placa bacteriana circundantes, o que pode proporcionar a prevenção da cárie em termos de indução da remineralização.

Uma vez que o fluoreto não faz parte da matriz do ionómero de vidro, a libertação de fluoreto não é prejudicial para as propriedades físicas. No entanto, a libertação de flúor diminui rapidamente após alguns dias, mas existem relatórios sobre a recarga de flúor no ionómero de vidro exposto através da utilização diária de pasta dentífrica com flúor ou de elixir bucal ou outra forma de flúor na cavidade oral. O ionómero de vidro pode ser o reservatório de libertação lenta de flúor na cavidade oral para a prevenção da cárie dentária. Esta propriedade do ionómero de vidro utilizado no ART apoia o conceito de restauração preventiva[25]

5. ABORDAGEM DO TRATAMENTO RESTAURADOR ATRAUMÁTICO (ART) PARA CONTROLAR A CÁRIE DENTÁRIA: DESAFIOS PARA O ANO 2000 E SEGUINTES

As últimas décadas testemunharam enormes desenvolvimentos na prevenção e gestão da cárie dentária. A elevada diminuição da prevalência da cárie dentária na parte mais jovem da população dos países industrializados desde os anos setenta serve de exemplo. Atualmente, a cárie dentária encontra-se predominantemente numa parte relativamente pequena destas populações. A economia destes países foi capaz de suportar o desenvolvimento e a aplicação de medidas preventivas e de gestão da cárie que beneficiaram tantos membros destas sociedades. Contudo, nas nações menos industrializadas, a maior parte da população não beneficiou destes desenvolvimentos positivos no controlo da cárie. As razões para a desigualdade de cuidados são:

- Obstáculos financeiros tanto para os prestadores como para os consumidores

- Falta e má distribuição de pessoal e equipamento de saúde oral

- Barreiras à dor e ao medo, e a

A dependência dos cuidados orais convencionais requer clínicas dentárias ou equipamento portátil dispendioso dependente da utilização de eletricidade. Assim, apesar de todos os desenvolvimentos positivos na prevenção e gestão das cáries, mais de três quartos da população mundial sofre de cáries não tratadas. Esta situação não é, de modo algum, exclusiva dos países menos industrializados, uma vez que, nos países industrializados, os sectores desfavorecidos da comunidade recebem poucos ou nenhuns cuidados dentários. Assim, apesar dos enormes progressos registados, a cárie dentária continua a ser um problema mundial.

A fim de melhorar a saúde oral de uma comunidade de forma sustentável, não é sensato concentrar-se num aspeto específico. A longo prazo, é mais vantajoso concentrarmo-nos no desenvolvimento de um pacote abrangente que inclua elementos essenciais dos cuidados orais, tais como: promoção, prevenção, gestão e cuidados de emergência. Este pacote tem de ser aceitável e acessível tanto para o governo como para a comunidade local em causa. A Unidade de Saúde Oral da Organização Mundial de Saúde desenvolveu recentemente um pacote deste tipo. Uma das componentes deste pacote global de saúde oral diz respeito: A utilização adequada da abordagem do Tratamento Restaurador Atraumático (ART).

A abordagem ART

A abordagem ART para a gestão da cárie dentária tornou-se disponível através da combinação de uma melhor compreensão do processo de cárie dentária e do desenvolvimento de materiais de restauração adesivos fiáveis e eficazes. A abordagem envolve a escavação de superfícies dentárias cavitadas com instrumentos manuais, seguida da restauração da cavidade e do selamento de quaisquer fossas e fissuras associadas com um material de preenchimento adesivo. Esta abordagem de tratamento provou ser altamente eficaz. Estudos demonstraram que é possível obter até 88% de sucesso após três anos para restaurações ART em superfícies dentárias individuais.[26]

O ART é considerado um procedimento preventivo e restaurador combinado, resultando numa restauração com selante. Ao contrário dos preparos cavitários convencionais, em que o tecido dentário saudável é inevitavelmente removido, quer intencionalmente para retenção mecânica, quer involuntariamente, a utilização de instrumentos manuais com a abordagem ART limita a remoção de tecido dentário aos tecidos cariados mortos e, por conseguinte, insensíveis. Como o ART, em combinação com um glassionomer misturado à mão, não requer o uso de eletricidade, os cuidados orais podem ser prestados em qualquer lugar. A realização do ART dificilmente requer a utilização de anestesia local e a abordagem é considerada amiga do paciente. Isto abriu portas para a prestação de cuidados orais abrangentes a grupos populacionais que atualmente não dispõem desses cuidados.

Com as taxas de sobrevivência iniciais encorajadoras das restaurações e selantes ART, a Organização Mundial de Saúde apercebeu-se do potencial que o ART oferece e, com a ajuda financeira do Governo do Reino dos Países Baixos, desenvolveu um Plano de Ação para promover a utilização do ART a nível global. A promoção do TARV está direccionada para três áreas distintas, nomeadamente: educação, programas de demonstração comunitária e investigação. Estes esforços de promoção têm de ser cuidadosamente estruturados para que possam proporcionar o máximo benefício às comunidades em causa. O Plano de Ação é organizado e coordenado pela OMS, unidade de Saúde Oral em Genebra, em conjunto com o Centro de Colaboração da OMS na Faculdade de Ciências Dentárias em Nijmegen, Países Baixos.[27]

O impacto de um ART num sistema móvel de cuidados orais

Mais de 90% de todos os dentes cariados em África ainda não são tratados e, quando o tratamento é possível, as extracções dentárias são a forma de tratamento mais utilizada.

Os serviços públicos de medicina dentária nos distritos sul-africanos, sobretudo nas zonas urbanas, estão equipados com instalações dentárias relativamente modernas e eléctricas. Estes serviços prestam tratamento dentário a um grande número de pacientes de zonas desfavorecidas, que não dispõem de assistência médica. As extracções de dentes e as restaurações têm um rácio de 9 para 1, apesar da disponibilidade de equipamento para restaurações de amálgama. Da mesma forma, o Departamento de Odontologia Comunitária da Universidade de Witwatersrand geriu um serviço dentário móvel para comunidades desfavorecidas em torno de Joanesburgo, utilizando uma Unidade Dentária Móvel.[28]

A unidade é gerida por um dentista, dois terapeutas dentários, um assistente dentário e pessoal de apoio. Uma vez operacional, esta unidade móvel permanece no local durante vários meses, oferecendo cuidados orais completos. Fuji IX e Ketac MOLAR foram utilizados como materiais de preenchimento para o ART.

Com o objetivo de determinar o impacto do ART no perfil de tratamento deste sistema de cuidados orais, bem como de avaliar as diferenças entre as taxas de sobrevivência das restaurações Fuji IX e Ketac MOLAR ART após 1 ano, foi realizado o seguinte estudo.

Distinguiu-se um primeiro período A: antes da introdução da TAR, de fevereiro de 1995 a janeiro de 1996, e um período B, de fevereiro a janeiro de 1998, quando a TAR foi totalmente incluída no serviço. O impacto da abordagem ART neste serviço dentário móvel (MDS) foi avaliado através da comparação dos procedimentos de cuidados orais efectuados antes e depois da introdução do ART.

O número de efectivos manteve-se estável durante todo esse tempo. Os operadores dentários eram livres de escolher o tratamento e o material de restauração que consideravam adequados para o tratamento de cáries. A fim de investigar as razões para as mudanças, os operadores foram entrevistados, utilizando perguntas relacionadas com a sua escolha pessoal no tratamento de dentes decíduos e permanentes.

Como parte do estudo, foi planeado avaliar as restaurações ART com Fuji IX e Ketac MOLAR após 1 ano. Em cada obturação, foram avaliados separadamente os sinais de novas cáries desenvolvidas relacionadas com a restauração; a retenção das partes selantes da restauração ART, bem como a sobrevivência da parte restauradora na cavidade. Para poder avaliar a parte da extensão do selante da restauração ART, os operadores foram instruídos a desenhar a restauração selada na ficha de tratamento. O desenho mostrava a extensão do selante e onde se encontrava a restauração atual. A avaliação de 1 ano foi efectuada por um avaliador independente.

Os resultados do perfil de tratamento após a integração total do ART mostraram, para os dentes posteriores permanentes, uma diminuição das extracções dentárias de 17,4%, um aumento total de 33,4 tratamentos restauradores, bem como uma diminuição das obturações de amálgama de 16,0%. Os resultados para os dentes posteriores na dentição decídua mostraram uma diminuição das extracções dentárias de 35,7%, um aumento de 37,1% dos tratamentos restauradores e uma diminuição das obturações de amálgama de 1,4%. Estas reduções de extracções dentárias do período A para o período B foram estatisticamente significativas, tanto para os dentes posteriores permanentes como para os primários. Isto significa que foram extraídos e restaurados menos dentes após a integração total da T.R.A. no serviço.[29]

Antes da introdução do ART, as extracções dentárias eram as mais frequentes, representando 48,2% de todos os procedimentos de tratamento. Durante esse período, apenas 35 % dos molares primários foram restaurados e 65 % de todos os dentes molares primários foram extraídos. Após a integração total do ART, foi demonstrado um rácio de tratamento de 70% de restaurações para apenas 30% de extracções [30]

O questionário revelou que todos os operadores dentários indicaram o ART como a sua escolha atual de tratamento para lesões cariosas de superfície única ou múltipla de dentes pré-molares e molares, sem polpa infetada ou exposta. As razões apresentadas para esta escolha incluíram: menor custo de manutenção do serviço, melhores propriedades dos cimentos de ionómero de vidro, ausência de anestesia local, brocas ruidosas e sucção na abordagem ART e toxicidade da amálgama.

Após 1 ano, um número total de 108 restaurações de uma superfície em dentes posteriores permanentes estava disponível para avaliação. O Fuji IX foi utilizado como material de restauração para 58 destas obturações e o Ketac Molar para 50 obturações. A avaliação foi efectuada um ano após o tratamento por um dentista independente que desconhecia os materiais utilizados. Foi utilizada luz artificial para a iluminação da cavidade oral com os pacientes deitados em posição supina numa cadeira portátil. As partes de restauração e selante das obturações ART foram avaliadas separadamente usando uma modificação dos critérios descritos por Frenckcn et al. A taxa de sobrevivência de todas as 108 obturações após 1 ano foi de 93,5%. A cárie estava ausente em todos os dentes restaurados com Fuji IX e foi registada apenas num dente restaurado com Ketac Molar.[28,30]

No entanto, a lesão cariosa neste dente não estava relacionada com a restauração. A taxa de retenção das peças de selante nas fissuras adjacentes à cavidade restaurada foi de 81% para as restaurações Fuji IX e 76% para as restaurações Ketac Molar. A taxa de sobrevivência das restaurações foi de 93,1% para Fuji IX e 94,0% para Ketac MOLAR após um ano. A taxa de sobrevivência total ao fim de um ano de 93,5% para restaurações ART de uma superfície na dentição permanente segue os resultados de estudos anteriores. As falhas estavam relacionadas com factores do material e do operador e não foi observada nenhuma nova lesão cariosa nas superfícies preenchidas. Não se registaram diferenças estatisticamente significativas entre as taxas de sobrevivência, taxas de retenção ou desenvolvimento de cárie nas restaurações com Fuji IX e Ketac Molar. Isto sugere que ambos os cimentos de ionómero de vidro são igualmente adequados como materiais de restauração para o ART.

O estudo demonstrou que foram extraídos menos dentes durante o período de 1 ano após a introdução do ART. Isto tende a sugerir que a aplicação do ART teve impacto na redução do número de dentes extraídos. Além disso, a abordagem ART pode ter resultado numa melhor aceitação do tratamento restaurador pelas crianças. Isto é apoiado pelos dados recolhidos no questionário que indicavam que a ausência de injeção e a redução do medo eram razões importantes para essa aceitação.

Uma vantagem da reduzida taxa de extração dos molares primários parece ajudar a prevenir o mau alinhamento dos dentes permanentes. Devido à perda prematura dos dentes decíduos, os dentes permanentes em erupção não têm o seu suporte natural para crescerem nos seus espaços correctos. É comum o desvio e a erupção excessiva dos dentes vizinhos ou opostos. Uma menor utilização de amálgama parece ser importante, tendo em conta as indicações de que a utilização de amálgama deve ser reduzida, não por razões de saúde oral, mas por razões ambientais.

Durante o período entre fevereiro de 1997 e janeiro de 1998, os principais tipos de tratamento prestados foram a ART com 45,4% dos dentes e as extracções de raízes com 40,2% e 6,8%, respetivamente. No seu conjunto perfazem 92,4% do total de tratamentos efectuados. Nenhum destes procedimentos estava dependente de aparelhos dentários, como peças de mão, sistemas de refrigeração e sucção de água ou fornecimento de eletricidade. Em comparação com os principais tipos de tratamento realizados durante o período A, a dependência do serviço em relação ao equipamento elétrico foi reduzida de 46,5% para 7,6%. Uma das dificuldades sentidas no MDS é o fornecimento irregular de eletricidade. O ART é capaz de melhorar a saúde oral não só das pessoas que vivem em áreas onde a eletricidade não está disponível, mas também das que vivem onde há eletricidade, mas onde poucos podem pagar e manter equipamento dentário dispendioso.[27]

A utilização da abordagem ART também permitiu um controlo de infecções mais eficaz e simples. Eliminou a necessidade de esterilizar as peças de mão e desinfetar o sistema de sucção após cada paciente. Tendo em conta a prevalência generalizada do VIH e da hepatite B, tais procedimentos são necessários, mas muitas vezes difíceis de implementar em programas de extensão dentária.

Foi relatado que muitas crianças reagiram com medo ao tratamento dentário efectuado durante um período. Além disso, também foi indicado que os dentistas tinham dificuldade em tratar crianças. O ART criou uma entrada não ameaçadora nos cuidados de saúde oral para os jovens e para os adultos e alterou o tratamento no sentido de uma abordagem mais preventiva e favorável ao paciente. A declaração de Alma-Ata reconhece o papel estratégico e indispensável da tecnologia apropriada na prestação de cuidados de saúde. A abordagem ART baseia-se no princípio da tecnologia apropriada e representa um método de tratamento prático e cientificamente sólido para a cárie dentária que é fornecido a um custo que a maioria das comunidades do mundo pode pagar. A simplicidade e o custo mínimo da abordagem tornam o controlo da cárie dentária viável em todas as comunidades, independentemente das condições socioeconómicas e de vida. Por conseguinte, a abordagem ART tem o potencial de tornar o tratamento restaurador disponível a muitos grupos populacionais que anteriormente não dispunham de cuidados dentários, especialmente, mas não só, nas zonas rurais e suburbanas dos países em desenvolvimento.[27,28]

6. PRINCÍPIOS DA ARTE

Os dois princípios fundamentais do ART são:

- Remoção de tecidos dentários cariados utilizando apenas instrumentos manuais, e

- Restaurar a cavidade com um material de restauração que adere ao dente.

Atualmente, o ART é realizado utilizando ionómero de vidro como material de restauração. As razões para utilizar instrumentos manuais em vez de peças de mão eléctricas rotativas são

- Torna os cuidados restaurativos acessíveis a todos os grupos da população,

- A utilização de uma abordagem biológica, que requer uma preparação cavitária mínima que conserva os tecidos dentários sãos, causa menos traumas nos dentes,

- O baixo custo dos instrumentos manuais em comparação com o equipamento dentário elétrico,

- A limitação da dor que reduz ao mínimo a necessidade de anestesia local e reduz o trauma psicológico dos pacientes,

- Controlo de infecções simplificado. Os instrumentos manuais podem ser facilmente limpos e esterilizados após cada paciente.

As razões para utilizar o ionómero de vidro são as seguintes

--**Como** o ionómero de vidro adere quimicamente ao esmalte e à dentina, a necessidade de cortar o tecido dentário sadio para preparar a cavidade é reduzida,

- O flúor é libertado da restauração para prevenir e travar as cáries,

- É bastante semelhante aos tecidos orais duros e não inflama a polpa ou a gengiva.

Por estas razões, a TAR permite um tratamento preventivo e curativo num único procedimento.

Em geral, o ART pode ser aplicado quando:

- Existe uma cavidade que envolve a dentina, e
- Esta cavidade é acessível aos instrumentos manuais.

O ART *não deve ser utilizado* quando:

- Há presença de inchaço (abcesso) ou fístula (abertura do abcesso para a cavidade oral) perto do dente cariado,
- A polpa do dente fica exposta,
- Os dentes são dolorosos há muito tempo e pode haver uma inflamação crónica da polpa,
- Existe uma cavidade cariosa evidente, mas a abertura é inacessível aos instrumentos manuais,
- Existem sinais claros de uma cavidade, por exemplo, numa superfície proximal, mas a cavidade

Não pode ser penetrada pelas direcções proximal ou oclusal. Que percentagem de cavidades cariosas se pode esperar que seja inacessível e onde é que estas se situam na boca. Num estudo realizado em crianças de 14 anos no Zimbabué, 16% das cavidades em dentes permanentes não puderam ser tratadas com o ART. As cavidades com envolvimento pulpar suspeito ou definitivo não foram incluídas neste número. A maioria das cavidades que não puderam ser tratadas foram encontradas apenas nas superfícies proximais, particularmente nos dentes da frente. As cavidades cariosas são normalmente classificadas pelo número de superfícies afectadas.

Cavidades de uma superfície

Estes ocorrem apenas numa superfície de um dente, ou seja:

a. Em fossas e fissuras nas superfícies oclusais de pré-molares e molares,

b. Em fossas nas superfícies linguais dos incisivos superiores,

c. Nos sulcos vestibulares e linguais dos molares,

d. Nas superfícies vestibular e lingual, imediatamente acima da gengiva de todos os dentes,

e. nas superfícies proximais.

Exemplos destas situações são ilustrados na figura 1, Vários tipos de cavidades cariosas de uma só superfície

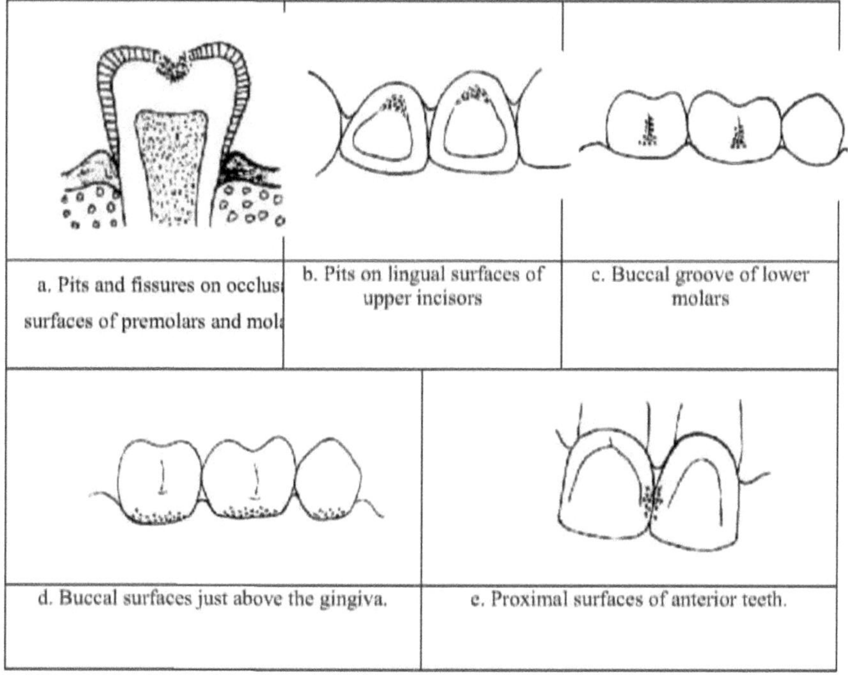

Figura 1

Cavidades de múltiplas superfícies

Estes afectam duas ou mais superfícies de um dente, ou seja

a. superfícies oclusais e proximais de pré-molares e molares,

b. superfícies oclusais e vestibulares ou linguais de pré-molares e molares,

c. superfícies proximal, vestibular ou lingual dos dentes anteriores.

Os exemplos destas situações são ilustrados na figura 2

Vários tipos de cavidades cariosas de múltiplas superfícies.

a Superfícies oclusais e proximais de um pré-molar e de um molar.

b. Superfícies oclusal e lingual de um molar

c. Superfícies proximal e vestibular de um dente anterior.

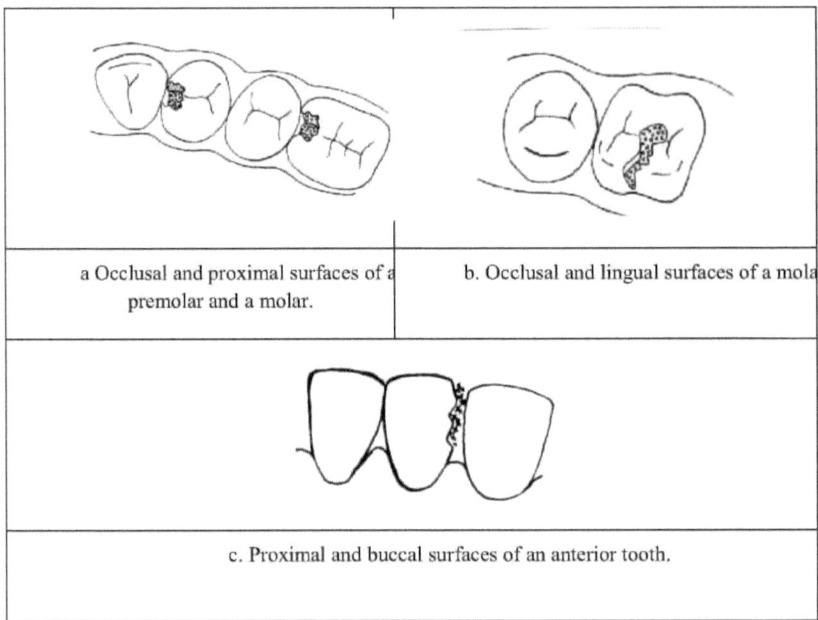

Figura -2

Aplicação do ART

Com base em estudos já efectuados, o ART pode certamente ser utilizado com confiança em cavidades de uma só superfície, particularmente em dentes permanentes. Por exemplo, os resultados de estudos de campo na Tailândia e no Zimbabué mostraram que 71% e 85% das restaurações ART de uma só superfície, respetivamente, estão em bom estado após três anos. Espera-se que o ART tenha um desempenho igualmente bom em cavidades de uma superfície em dentes decíduos. Infelizmente, existe atualmente pouca informação disponível para apoiar este pressuposto. Nos dentes decíduos, as restaurações ART não precisam de permanecer no local durante muito tempo, uma vez que estes dentes acabarão por ser substituídos por dentes permanentes. O tempo máximo que uma restauração precisa de permanecer num dente primário é de cerca de 6 anos. As restaurações ART podem ajudar a manter um padrão natural de erupção dentária e evitar perturbações nas posições dos dentes permanentes. O sucesso do ART em cavidades de múltiplas superfícies depende muito do tamanho da cavidade e do material restaurador utilizado. As cavidades de múltiplas superfícies de tamanho pequeno a médio podem ser tratadas com confiança com o ART. As restaurações colocadas em cavidades grandes podem não permanecer no sítio durante muito tempo. Isto deve-se ao facto de os ionómeros de vidro atualmente disponíveis não serem suficientemente fortes para esta aplicação. No entanto, estão a ser desenvolvidos ionómeros de vidro com qualidades melhoradas. É de esperar que, no futuro, estejam disponíveis materiais melhorados adequados para utilização em cavidades de grandes dimensões. Como o ART não necessita de equipamento dentário elétrico, as cavidades cariosas podem ser tratadas em quase todo o lado. O ART pode ser aplicado, não só na clínica dentária, mas também em instituições para pessoas que vivem em casa, com deficiências físicas e mentais, em áreas remotas e em escolas. É certamente um método amigável para o paciente e torna a prestação de cuidados orais muito mais fácil para os pacientes que estão nervosos ou receosos. [31]

7. INDICAÇÕES E CONTRA-INDICAÇÕES

Indicações

- Crianças muito pequenas que estão a ser introduzidas nos cuidados orais;

- Pacientes que sentem um medo ou ansiedade extremos em relação aos procedimentos dentários

- Pacientes com deficiência mental e/ou física

- Idosos que vivem no domicílio e residentes em lares de idosos

- Cavidade envolvendo a dentina

- Cavidade acessível aos instrumentos manuais.

Contra-indicações

- Presença de inchaço (abcesso) ou fístula (abertura do abcesso para a cavidade oral) perto do dente cariado;

- Se a polpa do dente estiver exposta;

- Dentes dolorosos durante muito tempo.

- Abertura da cavidade cariosa inacessível aos instrumentos manuais;

- Sinais claros de uma cavidade, por exemplo, numa superfície proximal, mas a cavidade não pode ser penetrada a partir das direcções proximal ou oclusal [32]

8. VANTAGENS e DESVANTAGENS da ARTE

As vantagens do ART **são** as seguintes

- A utilização de instrumentos manuais facilmente disponíveis e relativamente baratos em vez de equipamento dentário dispendioso acionado por eletricidade.

- Uma abordagem biológica que envolve a remoção apenas de tecido dentário descalcificado, o que resulta em cavidades relativamente pequenas e conserva o tecido dentário saudável.

- A limitação da dor, minimizando assim a necessidade de anestesia local.

- Uma prática simples e direta de controlo de infecções sem a utilização de peças de mão autoclavadas.

- Uma adesão química do ionómero de vidro que reduz a necessidade de cortar o tecido dentário sadio para a retenção do material de restauração.

- A lixiviação de flúor dos ionómeros de vidro, que previne o desenvolvimento de cáries secundárias e provavelmente remineraliza a dentina cariada.

- A combinação de um tratamento preventivo e curativo num único procedimento.

- Baixo custo

- A facilidade de reparação de defeitos na restauração.

Da experiência adquirida até à data, a técnica ART é um procedimento oral não ameaçador. Esta caraterística tem a grande vantagem de tornar os cuidados orais mais populares entre a população, em particular entre os jovens. Obviamente, uma das maiores vantagens do ART é o facto de permitir chegar a pessoas que, de outra forma, nunca teriam recebido cuidados orais. As técnicas permitem que os técnicos de saúde oral saiam da clínica e visitem as pessoas no seu próprio ambiente de vida...

Utilizando o TAR, é possível estabelecer um pacote abrangente de educação, promoção, prevenção, tratamento curativo e alívio da dor, que pode ser fornecido à população através de um programa de saúde oral de proximidade e de baixo custo.

DESVANTAGENS DA ARTE:

- As taxas de sobrevivência a longo prazo das restaurações e selantes de ionómero de vidro ART ainda não estão disponíveis, o estudo mais longo relatado até agora tem a duração de três anos.
- A aceitação da técnica pelos profissionais de saúde oral ainda não está assegurada.
- Existe a possibilidade de fadiga das mãos devido à utilização de instrumentos manuais.
- A mistura manual pode produzir uma mistura relativamente não padronizada de ionómero de vidro.
- A aparente falta de sofisticação da técnica, que pode dificultar a fácil aceitação do ART pela profissão de dentista.
- Uma ideia errada do público de que as novas obturações brancas de ionómero de vidro são apenas obturações temporárias.

Algumas das desvantagens dos ionómeros de vidro, tais como a baixa resistência ao desgaste e a força reduzida, estão a ser resolvidas quando estiverem disponíveis materiais melhorados. As lesões de uma só superfície de maiores dimensões e as lesões multi-superficiais de pequena a média dimensão também podem ser tratadas com a técnica ART. O desenvolvimento de instrumentos manuais adequados facilitará a execução da técnica ART e espera-se reduzir a possibilidade de fadiga da mão. [33]

<u>9.</u> ARMAMENTÁRIO [31]

Os instrumentos para ART são ;-

a. ESPELHO DA BOCA. Este instrumento é utilizado para refletir a luz no campo de operação, para visualizar a cavidade indiretamente e para retrair a bochecha ou a língua, se necessário.

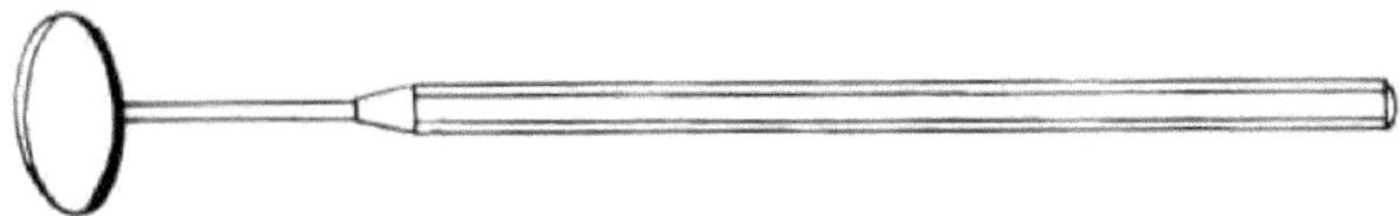

Figura 3.1: Espelho bucal

b.   EXPLORER. Este instrumento é utilizado para identificar onde se encontram as lesões cariosas moles

dentina está presente. Não introduzir a ponta em lesões de cárie muito pequenas. Isto pode destruir a superfície do dente e o processo de contenção da cárie. Também não sondar cavidades profundas onde possa danificar ou expor a polpa.

Figura3.2 Explorador

c. UMA PINÇA. Este instrumento é utilizado para transportar os rolos de algodão, as bolinhas de algodão, as cunhas e o papel de articulação do tabuleiro para a boca e vice-versa.

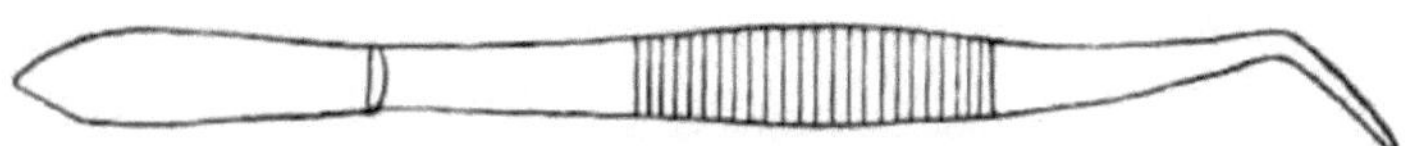

d. ESCAVADOR DE COLHER. Este instrumento é utilizado para remover dentina cariada mole (Fig. 3.4).

Existem três tamanhos:

Pequena - O diâmetro da colher é de cerca de 1 mm. Um exemplo é a Ash 153154. Este instrumento destina-se a ser utilizado em pequenas cavidades e para limpar a junção esmalte/dentina. Como o pescoço do instrumento é bastante frágil, pode partir-se se for aplicada demasiada força durante a escavação.

Média - O diâmetro da colher é de cerca de 1,5 mm. Um exemplo é o Ash 131-132. Este instrumento é utilizado principalmente para a remoção de cáries moles de cavidades maiores. A superfície arredondada da colher também pode ser utilizada para empurrar material de restauração misturado para cavidades pequenas.

Grande - O diâmetro é de cerca de 2 mm. Um exemplo é o Ash 127-128. Este instrumento pode ser utilizado em cavidades grandes e para remover o excesso de material de ionómero de vidro da restauração. A lâmina de trabalho alargada da escavadora está ilustrada na Fig. 3.18.

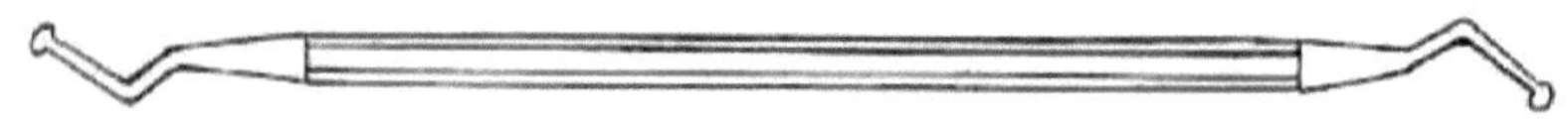

Figura 3.4 Escavadora de pás

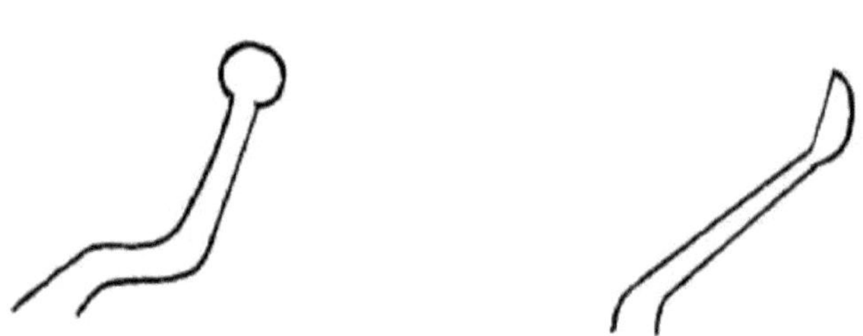

Figura 3.5: Lâmina de trabalho ampliada da escavadora

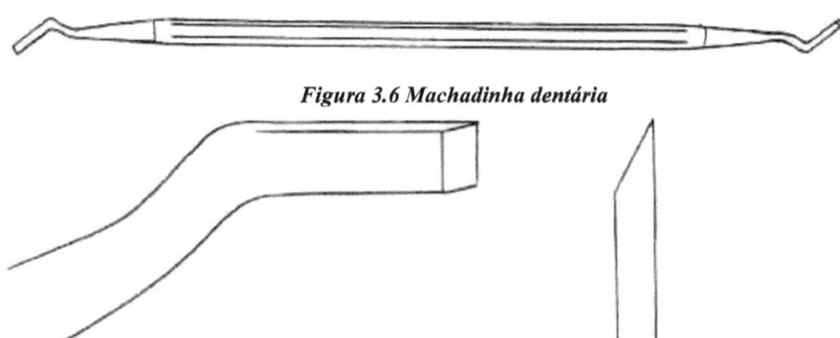

Figura 3.6 Machadinha dentária

Figura 3.7 Lâmina de trabalho ampliada de uma machadinha dentária

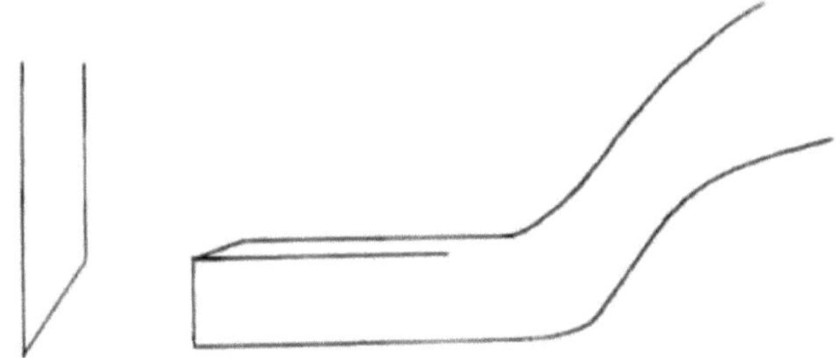

Figura 3.8Lâmina de trabalho alargada do outro lado do machado dentário

e. MACHADINHA DENTÁRIA. Este instrumento é utilizado para alargar a entrada da cavidade, para cortar o esmalte fino não suportado e cariado que resta após a remoção da dentina cariada. A largura da lâmina do instrumento é de aproximadamente 1 mm. Um exemplo é o Ash 10-6-12 (Fig. 3.6). As Figuras 3.7 e 3.8 mostram vistas ampliadas das lâminas de trabalho da machadinha dentária. **APLICADOR/CARVER**. Este instrumento de duas extremidades tem duas funções. A extremidade romba é utilizada para inserir a mistura de ionómero de vidro na cavidade limpa e nas fossas e fissuras. A extremidade afiada destina-se a remover o excesso de material de restauração e a moldar o ionómero de vidro. Um exemplo é o Ash 6 Special (Fig.3.9).

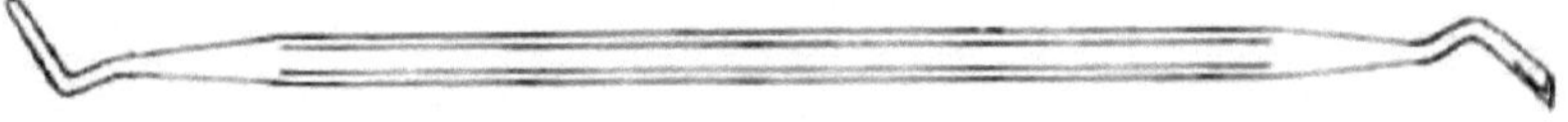

Figura 3.9 Instrumento Aplicador/Carver

g. TAPETE DE MISTURA e ESPÁTULA. São necessários para misturar o glassionomer (Fig. 3.10). Existem dois tipos de placas de mistura: a placa de vidro e a placa de papel descartável. A espátula pode ser de metal ou de plástico. A espátula utilizada deve dobrar-se de modo a facilitar a mistura rápida e correcta do pó e do líquido. Por vezes, o ionómero de vidro é fornecido juntamente com uma espátula de plástico e a almofada de papel.

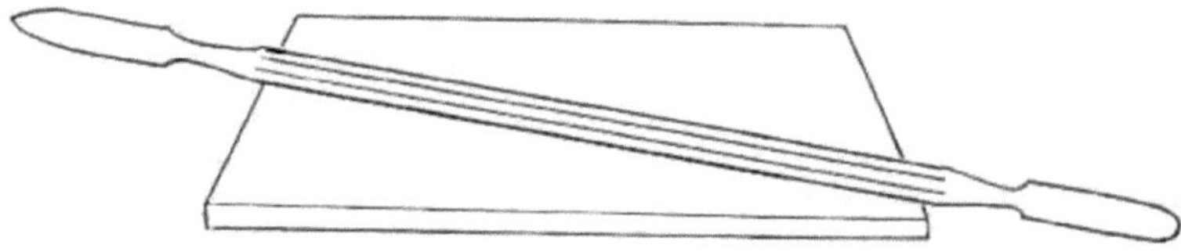

Figura 3.10 Placa de vidro e espátula

Materiais para ARTE

Para além do material de restauração adesivo de ionómero de vidro, existem alguns outros materiais essenciais necessários para realizar o ART.

a. ROLOS DE ALGODÃO. Estes são utilizados para absorver a saliva, de modo a manter seco o dente a tratar

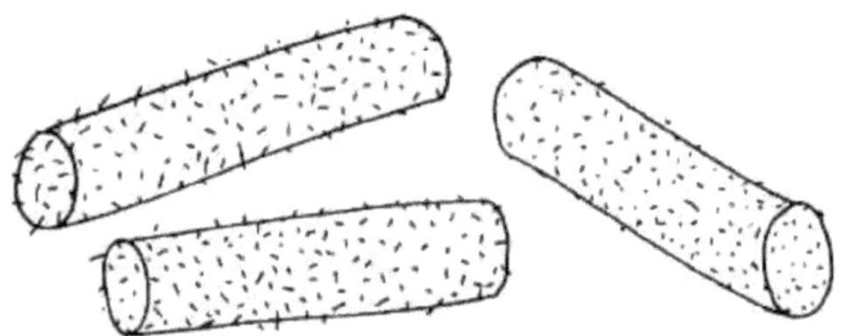

Figura 3.11 Rolos de algodão em rama

b. PELLETS DE ALGODÃO. São utilizadas para limpar cavidades. Estão disponíveis em vários tamanhos. O mais pequeno, tamanho 4, deve ser utilizado para cavidades pequenas. O tamanho 2 pode ser utilizado para cavidades maiores.

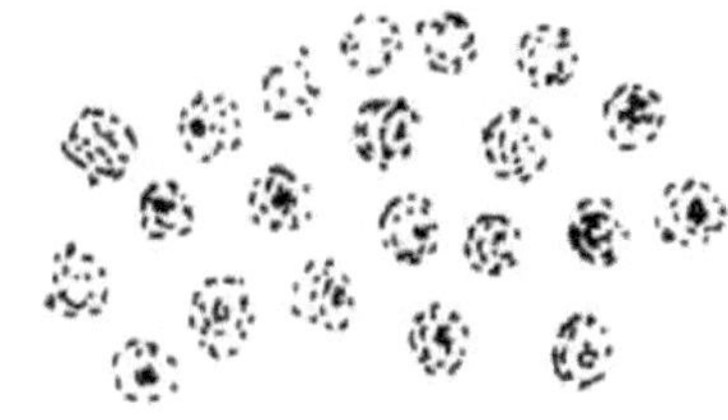

Figura 3.12 Pellets de lã de algodão

c. VASELINA. Este material é utilizado para manter a humidade afastada da restauração de ionómero de vidro e para evitar que a luva de exame adira ao ionómero de vidro à medida que este endurece.

d. FITA DE PLÁSTICO. Este material é utilizado para contornar a superfície proximal de restaurações de superfícies múltiplas

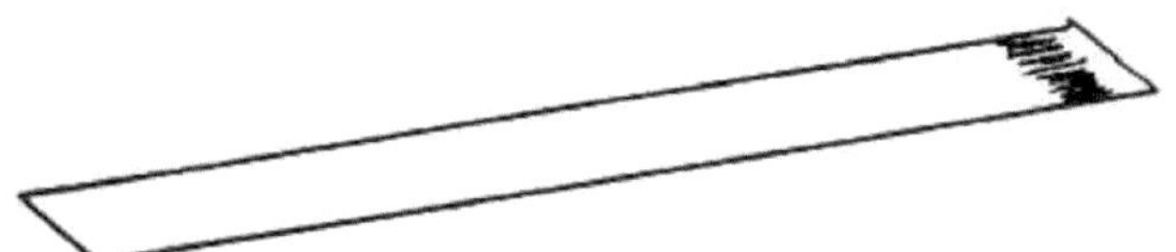

Figura 3.13 Tira de plástico

e. CAVILHAS. São utilizadas para manter a tira de plástico perto da forma da superfície proximal de um dente, de modo a que o material de restauração não seja forçado entre as gengivas e os dentes (Fig. 3.14). Estas cunhas devem ser moldadas em madeira macia.

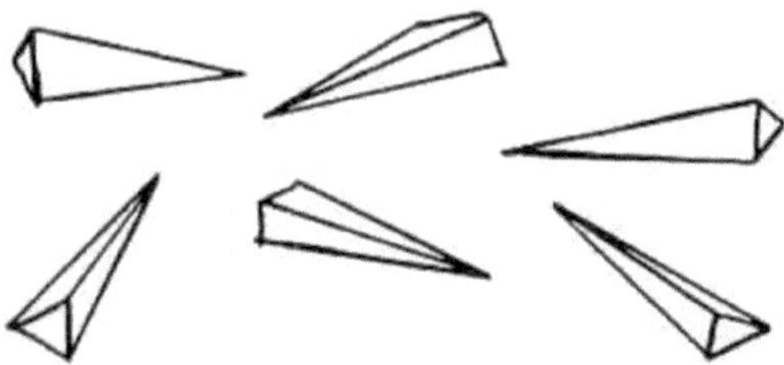

Figura 3.14 Cunhas

Afiação de instrumentos dentários

Os instrumentos manuais utilizados para cortar tecidos dentários duros, como a escavadora, o machado dentário e o escultor, devem ser afiados para serem eficazes. Um instrumento rombo constitui um perigo definitivo, pois requer uma força excessiva para cortar o esmalte e a dentina. A nitidez da aresta de corte pode ser testada eficazmente na unha do polegar. Se a extremidade cortante cravar durante uma tentativa de deslizar o instrumento sobre a unha do polegar, o instrumento está afiado. Se deslizar, o instrumento é rombo. O teste de afiação deve ser efectuado apenas com uma ligeira pressão

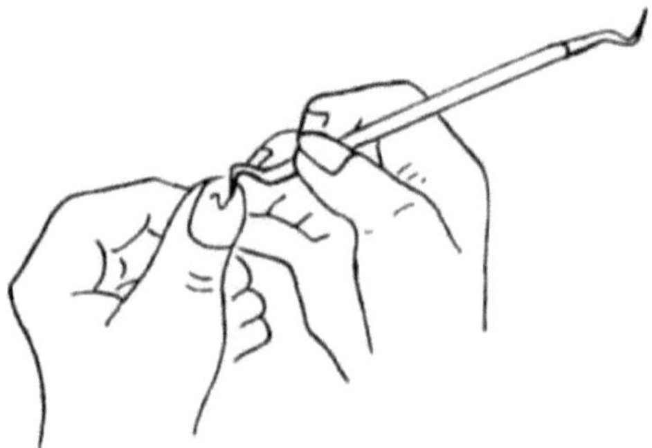

Figura 3.15 Testar a nitidez de um instrumento

Afiar a machadinha e o trinchador dentário

Uma pedra plana especial, por exemplo uma pedra "Arkansas", é utilizada para afiar o machado, o trinchante e a escavadora de colher. O procedimento a seguir é descrito abaixo, passo a passo.

1. Colocar a pedra de afiar plana sobre uma mesa.
2. Colocar uma gota de óleo na pedra.
3. Segurar firmemente a pedra com uma mão e apoiar o dedo médio da outra mão sobre a pedra como guia.
4. Posicionar o gume da machadinha ou do trinchante no óleo paralelamente à superfície da pedra (Fig. 3.16).

5. Deslize o instrumento para trás e para a frente sobre a pedra várias vezes para obter a máxima nitidez. Tenha cuidado para que a superfície a ser afiada fique paralela à superfície da pedra. Os instrumentos devem ser esterilizados depois de terem sido afiados.

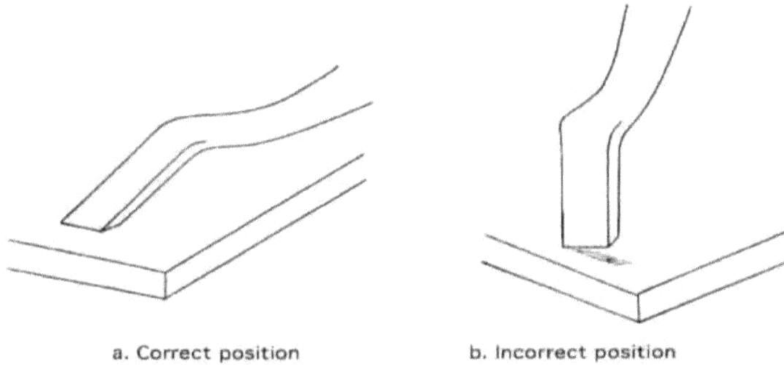

Figura 3.16 Posição correcta e incorrecta da machadinha dentária para afiar O instrumento deve ser mantido paralelo à superfície plana da pedra de afiar

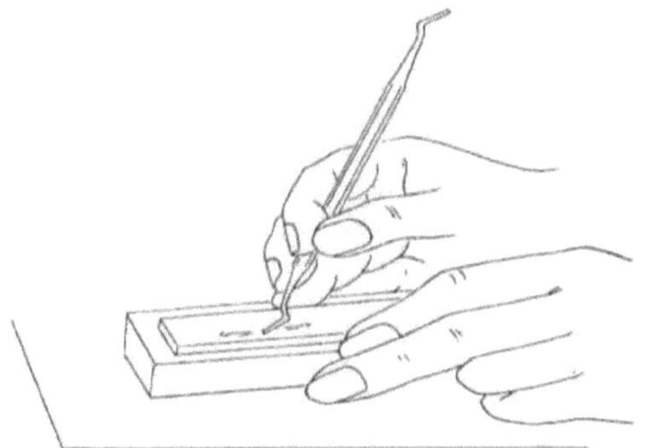

Figura 3.17 dos dedos ao afiar o machado e o trinchante Posicionamento

Colher de afiar Escavadora

Quanto à machadinha e ao trinchante dentário, utiliza-se uma pedra plana "Arkansas" para afiar. O procedimento a seguir é descrito abaixo, passo a passo.

1. Colocar a pedra de afiar plana sobre a mesa.

2. Colocar uma gota de óleo na pedra.

3. Segurar firmemente a pedra com uma mão.

4. Colocar a superfície redonda da escavadora no óleo e dar pequenos golpes desde o centro da superfície redonda até ao bordo da colher. Fazer isto em todas as direcções para que toda a aresta de corte fique afiada. (Fig. 3.18)

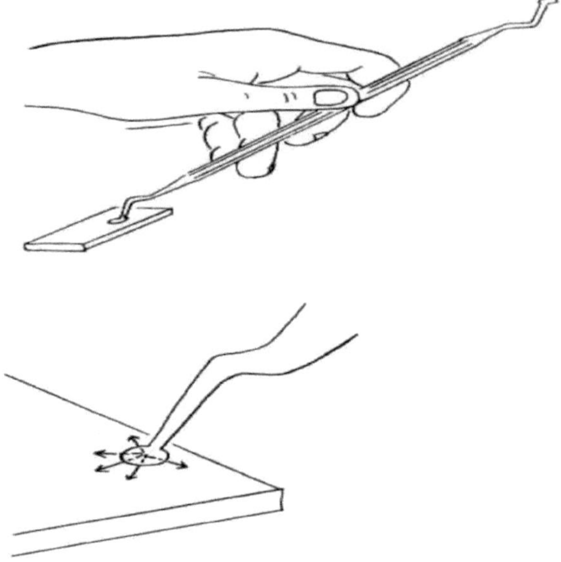

Figura 3.18 Afiação da escavadora de colher

10. MATERIAIS

Material de restauração atraumático [Cimentos de ionómero de vidroj

Esta técnica, denominada Tratamento Restaurador Atraumático (ART), foi desenvolvida na Universidade de Darl es Salaam, na Tanzânia, como um projeto-piloto e parte de um programa local de saúde oral Os cimentos de ionómero de vidro (GIC) são o material de eleição para o ART

(1) Devido à sua capacidade de aderir às estruturas dentárias

(2) Devido à capacidade de libertação e absorção de fluoreto, funcionando assim como uma fonte constante de fluoreto na cavidade oral

(3), Resistência à flexão

(4) Resistência à compressão

No entanto, a maioria desses estudos avaliou cimentos de ionómero de vidro convencionais ou modificados por resina, e poucos testaram novos materiais para ART, provavelmente por terem sido introduzidos mais recentemente no mercado. Outro aspeto é que a resistência desses materiais tem sido avaliada somente após um período de 24 horas após a manipulação, 7 dias, ou em 24 horas e 7 dias. Alguns materiais de ionómero de vidro, particularmente os cimentos convencionais, têm um período de presa que dura mais de 24 horas, e uma boa resistência mecânica é uma propriedade importante durante as primeiras horas de presa, devido à carga de oclusão e às tensões mastigatórias após a restauração estar terminada.

Os ionómeros de vidro modernos são muito mais fáceis de utilizar do que as versões anteriores, e foram desenvolvidos materiais de alta viscosidade para utilização com a técnica de Tratamento Restaurador Atraumático (ART). Os cimentos de ionómero de vidro tornaram-se importantes materiais de restauração dentária e de cimentação, encontrando particular aplicação na dentisteria pediátrica. [34]

Os ionómeros de vidro têm sido utilizados em várias áreas da medicina dentária de restauração há cerca de 30 anos. Inventados e originalmente descritos por Wilson e Kent [1], são constituídos por um pó de vidro básico e um polímero ácido solúvel em água, como o poli(ácido acrílico). O pó de vidro é um aluminofluorosilicato de cálcio (ou estrôncio)

[2]. A fixação ocorre por neutralização e envolve a formação inicial de poliacrilato de cálcio ou de estrôncio e a formação posterior de poliacrilato de alumínio. Há também evidências de uma reação posterior e lenta envolvendo as espécies inorgânicas empobrecidas em iões do vidro atacado com ácido

[Os ionómeros de vidro são classificados em três categorias: convencionais, reforçados com metal e modificados com resina

Todos envolvem a química de fixação por base ácida do ionómero de vidro original, mas no caso dos ionómeros de vidro modificados por resina, esta é aumentada por uma reação de polimerização de um monómero adicional, normalmente metacrilato de 2-hidroxietilo, HEMA. Os ionómeros de vidro reforçados com metal endurecem apenas pelo processo ácido-base e são reforçados pela inclusão de potências metálicas finamente divididas, normalmente a liga de prata-estanho das amálgamas dentárias. Recentemente, foram desenvolvidos ionómeros de vidro convencionais de endurecimento rápido e de alta viscosidade. Estes foram desenvolvidos no início dos anos 90 para serem utilizados com a técnica de tratamento restaurador atraumático (ART) nos países em desenvolvimento. O sucesso clínico da abordagem ART tem-se baseado nas propriedades melhoradas destes novos materiais de ionómero de vidro.

Propriedades dos ionómeros de vidro:

Adesão

Os ionómeros de vidro formam uma ligação adesiva natural à estrutura do dente (esmalte ou dentina). Isto sela a cavidade, impedindo a fuga nas margens, protegendo a polpa e eliminando as cáries secundárias. A ligação adesiva surge devido a um processo de troca de iões na interface e, nos glassionomers à base de estrôncio, foi demonstrado que o estrôncio migra do cimento para o interior da superfície do dente e o cálcio migra do dente para o interior do cimento. O resultado é uma ligação muito duradoura ao dente. Quando determinadas relativamente pouco tempo após a colocação, as resistências ao cisalhamento dos ionómeros de vidro são da ordem dos 3-7 MPa. No entanto, uma vez que o material falha de forma coesiva, esta é na realidade uma medida da resistência à tração. À medida que o cimento amadurece, a resistência à tração aumenta, e as taxas de falha em serviço clínico são muito baixas. Apesar da boa adesão, os ionómeros de vidro convencionais apresentam alguma microinfiltração nas margens das restaurações. Um estudo in vitro mostrou que os ionómeros de vidro convencionais eram menos fiáveis no selamento das margens do esmalte do que a resina composta, e que havia uma penetração significativa de corante nas margens gengivais.

Aparência

Os ionómeros de vidro convencionais são da cor do dente e têm um certo grau de translucidez, o que lhes confere uma estética razoável. No entanto, são menos estéticos do que as resinas compostas, principalmente porque permanecem relativamente opacos em comparação com o próprio dente

Libertação de fluoreto

Os vidros a partir dos quais estes cimentos são fabricados contêm flúor, e parte deste é transferido para a matriz durante a presa. A partir daí, pode ser libertado, essencialmente sem alterar as propriedades físicas do cimento. Foi demonstrado que a libertação ocorre por dois mecanismos, um processo de "lavagem" precoce e um processo de difusão a longo prazo. A natureza a longo prazo da libertação pode continuar durante um longo período de tempo, com um estudo in vitro a mostrar libertação durante um período de cinco anos. Foi sugerido que a libertação de flúor torna os ionómeros de vidro cariostáticos quando utilizados clinicamente. Isto é apoiado por estudos in vitro utilizando um gel de cárie artificial, quando os dentes restaurados com ionómero de vidro e armazenados neste gel mostraram menos descalcificação do que os dentes não restaurados armazenados de forma semelhante. No entanto, os estudos clínicos são mais equívocos. Por exemplo, estudos sobre as razões dadas pelos dentistas para a substituição de restaurações mostraram que os ionómeros de vidro são tão susceptíveis de serem associados a cáries secundárias como as resinas compostas, o que sugere que podem não estar a revelar-se tão cariostáticos na utilização clínica como se previa.

Além de libertarem flúor, os ionómeros de vidro são capazes de absorver flúor em condições adequadas, por exemplo, a partir de dentífricos, elixires e soluções tópicas de flúor. Isto torna os ionómeros de vidro fornecedores permanentes de flúor, uma caraterística que é vantajosa para os doentes com elevada suscetibilidade à cárie dentária.

Propriedades mecânicas

Os ionómeros de vidro têm boas resistências à compressão, com os materiais de restauração modernos a apresentarem valores superiores a 200 MPa. No entanto, a tenacidade é fraca, o que faz com que sejam frágeis e tenham uma baixa resistência ao desgaste e à abrasão. Este facto limita a sua utilização, não podendo ser utilizados, por exemplo, na reparação dos bordos incisais dos dentes, onde as resinas compostas têm novamente vantagem. Os tempos de sobrevivência mais longos registados para os glassionomers convencionais são, consequentemente, em áreas de baixa tensão, tais como restaurações de Classe III e Classe V

Aplicações clínicas dos ionómeros de vidro convencionais:

Uma aplicação importante para os ionómeros de vidro convencionais é a técnica ART. Esta baseia-se em dois princípios principais, nomeadamente a remoção de cáries apenas com instrumentos manuais e a restauração da cavidade com um material adesivo, ou seja, um ionómero de vidro convencional de alta viscosidade. A técnica está disponível para todos os grupos populacionais e emprega uma preparação mínima da cavidade que conserva o material sólido do dente e reduz o trauma da reparação. Os resultados clínicos com o ART foram considerados bons. Por exemplo, num relatório, que envolveu um programa de saúde oral a longo prazo em escolas no Zimbabué, as taxas de sobrevivência para restaurações ART de uma superfície foram em média de 85,3%]. A causa mais comum de insucesso foram defeitos marginais inaceitáveis (8,1%), com 6,1% a cair e 2,5% a sofrer desgaste excessivo. O tempo médio de tratamento para restaurações ART de uma superfície sem assistência na cadeira foi de 22,1 minutos. Entre os cimentos de ionómero de vidro modernos que estão atualmente a ser utilizados clinicamente encontram-se os materiais de alta viscosidade que foram desenvolvidos para utilização na técnica de Tratamento Restaurador Atraumático (ART) [35]

11. PROCEDIMENTO PARA TRATAMENTO RESTAURADOR ATRAUMÁTICO [31]

No Tratamento Restaurador Atraumático de uma lesão cariosa num dente, os seguintes passos

são seguidos :

- Criar um bom ambiente de trabalho dentro e fora da boca,

- Selecionar e utilizar os instrumentos correctos,

- Controlar a infeção cruzada,

- Utilizar o material de ionómero de vidro...

1 Disposições fora da boca

As tarefas de cuidados de saúde oral de restauração requerem um trabalho preciso e elevados níveis de controlo, uma vez que são executadas na área restrita da boca. O posicionamento correto do operador e do doente é essencial para obter cuidados de boa qualidade. Esta secção descreve as posições de trabalho mais adequadas para o exame e tratamento oral.

Postura e posições de trabalho do operador

A postura de trabalho e a posição do operador devem proporcionar a melhor visão do interior da boca do doente. Ao mesmo tempo, tanto o doente como o operador devem estar confortáveis. O operador senta-se firmemente no banco, com as costas direitas, as coxas paralelas ao chão e os dois pés apoiados no chão. A cabeça e o pescoço devem estar imóveis, a linha entre os olhos horizontal e a cabeça ligeiramente inclinada para a frente para olhar para a boca do doente. A altura do banco deve então ser ajustada de modo a que o operador possa ver claramente os dentes do doente. A distância entre o olho do operador e o dente do doente situa-se normalmente entre 30 e 35 cm. É importante que o banco seja ajustado à altura correcta para o foco ocular de cada operador. O operador deve estar posicionado atrás da cabeça do doente. A posição exacta dependerá da área da boca do doente a ser tratada. Se a boca do doente for considerada como estando no centro do mostrador de um relógio, a gama de posições a partir das quais o operador pode executar todas as tarefas situa-se num arco de 10 a 1 no relógio. A posição traseira direta, ou seja, às 12 horas, e a posição traseira direita, ou seja, às 10 horas, são as posições mais utilizadas.

Assistência

A melhor forma de prestar cuidados orais é através de uma equipa constituída por um operador e um assistente. No entanto, os assistentes podem nem sempre estar disponíveis. Nessa situação, o operador terá de prestar cuidados orais sozinho. Ao tratar os doentes, especialmente as crianças que utilizam o ART, é uma grande vantagem se outra pessoa puder misturar o ionómero de vidro. Isto permite que o operador se concentre na cavidade e mantenha um controlo eficaz da saliva. O operador deve primeiro demonstrar a utilização dos instrumentos e o procedimento de mistura e treinar essa pessoa até que ela seja capaz de misturar corretamente o líquido e o pó.

Lugar sentado Posição do assistente

O assistente trabalha ao lado esquerdo de um operador destro e não muda de posição. O assistente deve sentar-se o mais próximo possível do suporte do doente, de frente para a boca do doente. A cabeça do assistente deve estar 10 a 15 cm mais alta do que a do operador, para que o assistente possa ver o campo operatório e passar os instrumentos correctos quando necessário. O assistente necessita de uma superfície plana e estável, ou seja, uma mesa para segurar os instrumentos e materiais.

Trabalhar sozinho

O operador senta-se na posição adequada atrás do doente. Uma pequena mesa para segurar os instrumentos e materiais é colocada na cabeceira do doente ou no lado direito do operador, perto do corpo do doente

Posição do doente

Como em qualquer outro tratamento oral, o ART requer posições correctas do doente e do operador. Um doente deitado de costas numa superfície plana proporcionará um apoio corporal seguro e uma posição confortável e estável durante longos períodos de tempo. Um apoio para a cabeça feito de espuma firme ou um anel de borracha com uma cobertura estabiliza a cabeça do doente na posição desejada e melhora o conforto do doente. Assim, o doente deve ser colocado numa superfície plana, por exemplo, uma cama de bambu ou de madeira, uma cama dentária portátil adequada ou uma mesa. Partindo do princípio de que existe uma mesa na maioria das comunidades, é possível criar uma posição muito aceitável para o doente fixando um apoio para a cabeça na extremidade da mesa. Uma camada de espuma de plástico proporcionará mais conforto. O doente é agora posicionado de modo a que a saliva se acumule na parte de trás da cavidade oral. O campo operatório está agora sobre o colo do operador, à altura do peito do operador

Posições da cabeça do paciente

O doente pode ajudar o operador inclinando, rodando a cabeça e abrindo a boca o suficiente para permitir o acesso à área a ser operada. Estes três movimentos são necessários para que o operador tenha um bom acesso e visão durante os cuidados orais.

1. Inclinação da cabeça

a. Inclinação para trás, levantando o queixo para aceder aos dentes superiores (Fig. 4.1a)

b. Inclinação para a frente deixando cair o queixo para aceder aos dentes inferiores (Fig. 4.1b)

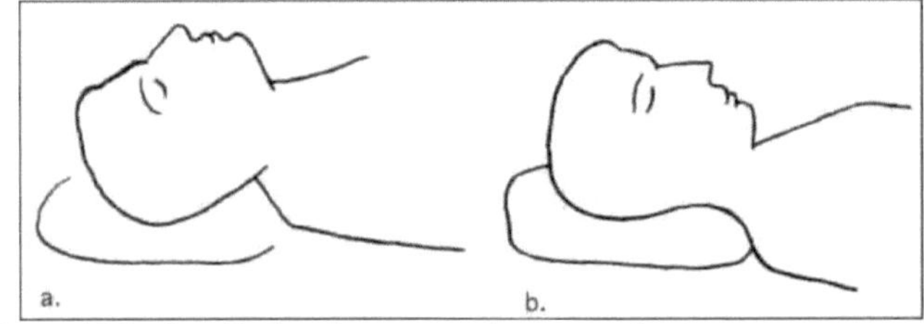

Figura 4.1 Inclinação da cabeça para trás e para a frente
a. Inclinação para trás

b. Inclinação para a frente

2. Rodar a cabeça

a. Posição central

b. Virar à esquerda

c. Viragem à direita

d. Posição central

a. Posição central

b. Virar à esquerda

c. Viragem à direita

a. Posição central

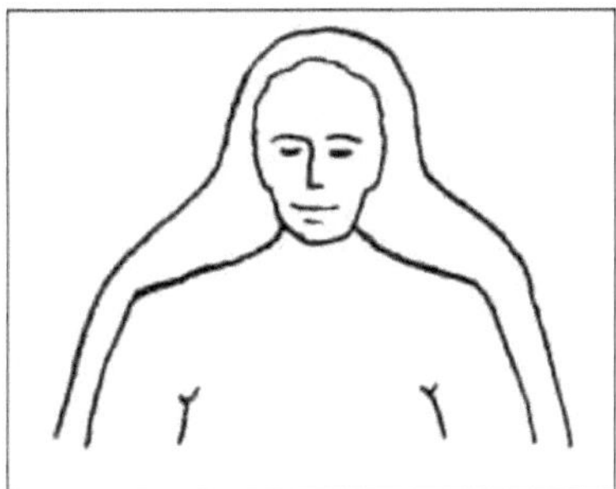

Figura 4.2 Posições resultantes da rotação da cabeça do doente

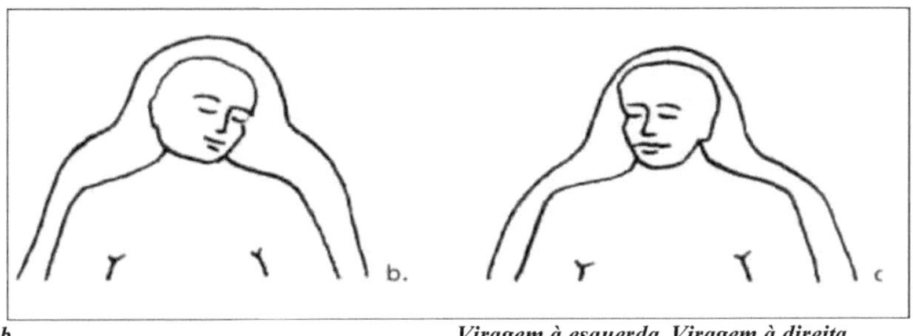

b.   *Viragem à esquerda Viragem à direita*

3. Abertura da boca

a. Totalmente aberto.

b. Parcialmente fechada, para relaxar os músculos da bochecha e permitir um melhor acesso às superfícies vestibulares. O espelho é então utilizado para manter a bochecha afastada das superfícies vestibulares

Posições operacionais

As posições de operação são indicadas pela localização do operador, pelas três posições da cabeça do doente e pelo tipo de visão - espelho ou direta. As posições indicadas são para operadores destros e devem ser trocadas para operadores canhotos.

a. Posição das superfícies dentárias posteriores direitas superiores

O operador senta-se diretamente atrás da cabeça do doente. É utilizada uma visão espelhada e a cabeça do doente é inclinada para trás com a boca totalmente aberta (Fig. 4.3). A viragem da cabeça do doente dependerá das superfícies a tratar, ou seja, para uma superfície oclusal - a posição central, para uma superfície palatina de um molar superior direito - virada ligeiramente para a direita, para uma superfície vestibular de um molar superior direito - virada ligeiramente para a esquerda

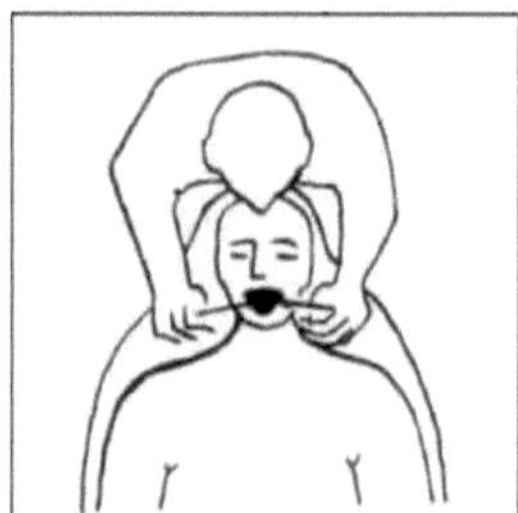

Figura 4.3 Posição das superfícies oclusais posteriores direitas superiores

operador

- traseira direita
  visão

- espelho

cabeça do paciente

- inclinação para trás

- posição central

- boca totalmente aberta

b. Posição das superfícies dentárias anteriores superiores

O operador senta-se diretamente atrás do doente. Inclinar a cabeça do doente para trás com a boca aberta. As superfícies vestibulares são então visualizadas diretamente e as superfícies linguais são visualizadas através do espelho bucal.

c. Posição das superfícies dentárias posteriores esquerdas superiores

Para superfícies oclusais e bucais, o operador senta-se diretamente atrás da cabeça do doente. Inclinar a cabeça do doente para trás e rodá-la ligeiramente para a direita, com a boca totalmente aberta para as superfícies oclusais e parcialmente fechada para as superfícies bucais. É utilizado um espelho para visualizar as superfícies (Fig. 4.4). Para trabalhar a superfície palatina, o operador senta-se ligeiramente à direita da cabeça do doente. Inclinar a cabeça do doente para trás e rodá-la ligeiramente para a esquerda, com a boca totalmente aberta, para obter uma visão direta.

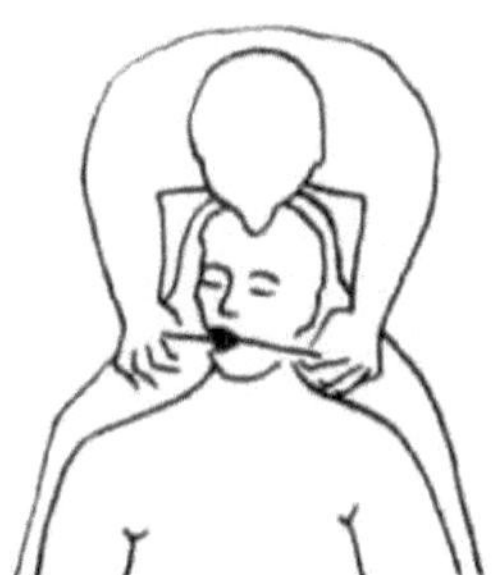

Figura 4.4 Posição das superfícies oclusais posteriores superiores esquerdas
operador

- *visão* traseira direta

- espelho

cabeça do paciente

- inclinação para trás

- virado para a direita

- boca totalmente aberta

d. Posição das superfícies dentárias posteriores esquerdas inferiores

O operador senta-se à direita da cabeça do doente. A cabeça do doente é colocada na posição central e ligeiramente inclinada para a frente. Para as superfícies oclusais e bucais, rodar a cabeça ligeiramente para a direita. A boca deve estar completamente aberta para as vistas oclusais e parcialmente fechada para as superfícies bucais, de modo a permitir o acesso ao espelho bucal. A visão direta pode ser utilizada para a maioria dos dentes inferiores

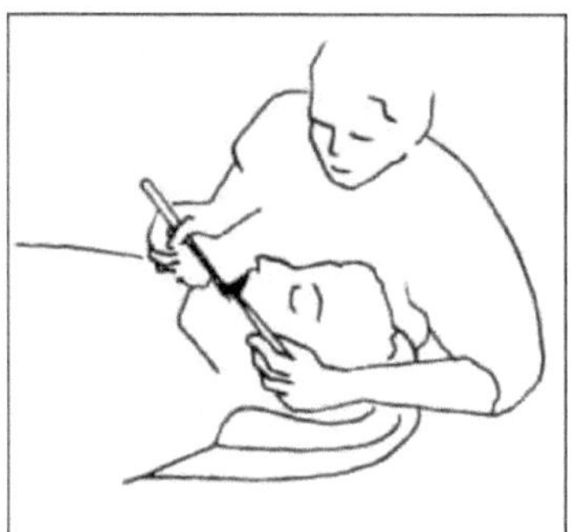

Figura 4.5 Posição das superfícies oclusais posteriores esquerdas inferiores

Operador

- correto

visão traseira

- direto

cabeça do paciente

- inclinação para a frente

- virou para a direita

- boca totalmente aberta

e. Posição das superfícies dentárias anteriores inferiores

O operador senta-se diretamente atrás da cabeça do doente. Inclinar a cabeça do doente para a frente, na posição central. A boca deve estar totalmente aberta e é utilizada a visão direta.

f. Posição das superfícies dentárias posteriores direitas inferiores

O operador senta-se à direita da cabeça do doente, que deve estar inclinada para a frente. Para as superfícies de trabalho oclusal e lingual, rodar a cabeça ligeiramente para a direita com a boca totalmente aberta para visão direta. Para ver as superfícies bucais, rodar a cabeça ligeiramente para a esquerda com a boca parcialmente fechada para permitir o acesso ao espelho bucal e aos instrumentos de mão (Fig. 4.6)

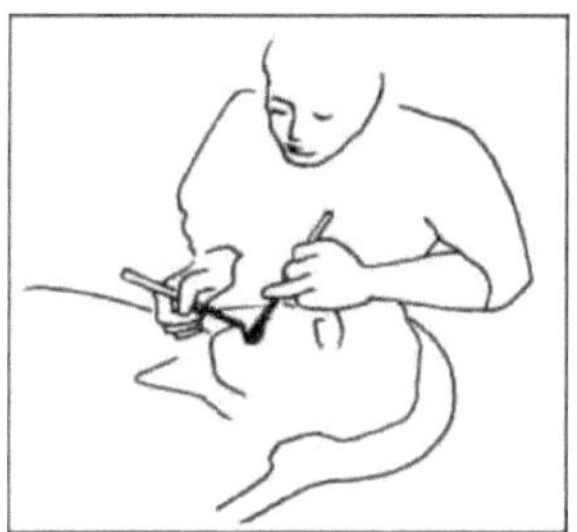

Figura 4.6 Posição posterior direita inferior para as superfícies oclusal e lingual

Operador

- *Visão* traseira direita

- direto

Cabeça do doente

- inclinação para a frente
- virou para a direita

- boca totalmente aberta

Luz de funcionamento

Uma boa visão é essencial para trabalhar na cavidade oral. A fonte de luz pode ser o sol (natural) ou artificial. A luz artificial é mais fiável e constante do que a luz natural e também pode ser focada num determinado ponto. Por conseguinte, num ambiente de campo, recomenda-se uma fonte de luz portátil, por exemplo, uma lanterna de cabeça, óculos com uma fonte de luz acoplada ou uma luz acoplada ao espelho bucal. Para todas estas três fontes de luz, a fonte de energia é uma bateria portátil recarregável.

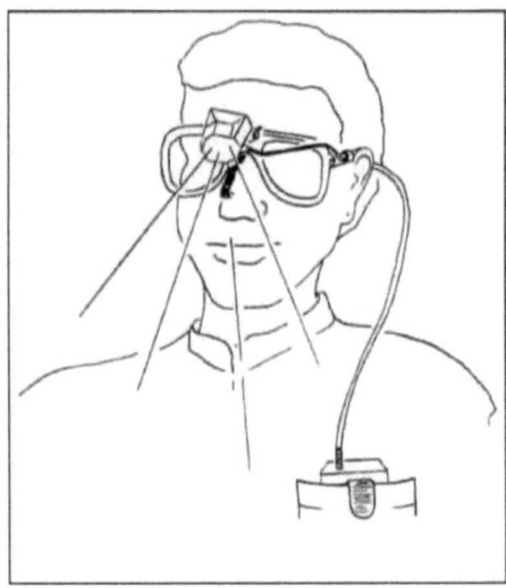

Figura 4.7 Óculos com uma fonte de luz acoplada

2 Arranjos na boca

Uma área operacional seca

Um aspeto muito importante para o sucesso do ART é o controlo da saliva à volta do dente a ser tratado. Os rolos de algodão são bastante eficazes na absorção da saliva e podem proporcionar uma proteção a curto prazo contra a humidade/saliva. Os rolos podem ser comprados ou preparados a partir de embalagens de pensos de algodão a granel. Devem ser mudados quando tiverem absorvido a saliva. A localização na boca e o método de colocação dos rolos de algodão são descritos a seguir.

a. Dentes superiores

Retrair o lábio e a bochecha com o espelho bucal para criar espaço entre a bochecha e os dentes para o rolo de algodão (Fig. 4.8). Colocar o rolo de algodão em posição com uma ligeira ação de rotação do dente em direção à gengiva. Isto ajudará a evitar que o rolo de algodão saia facilmente. Colocar sempre os rolos de algodão nos lados da boca, uma vez que, na posição de linha média, serão facilmente deslocados

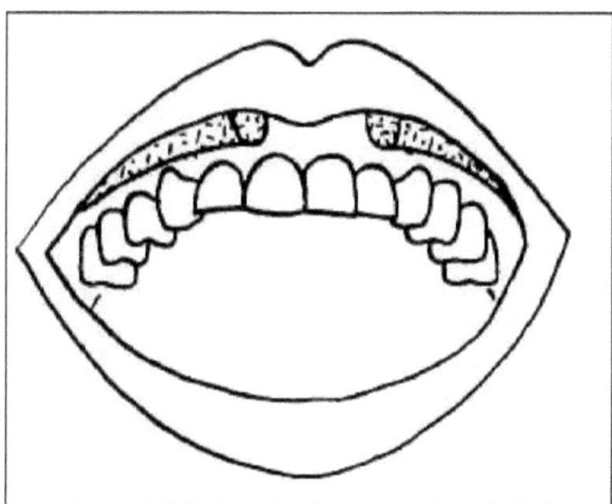

Figura 4.8 Posições correctas dos rolos de algodão no maxilar superior

b. Dentes inferiores

Pedir ao doente que ponha a língua de fora. Empurrar a língua para o lado com o espelho bucal. Colocar um rolo de algodão em cada lado do pavimento da boca. Em seguida, pedir ao doente para retrair a língua para a sua posição normal. Colocar também um rolo de algodão na parte vestibular do maxilar superior, do mesmo lado que o dente a tratar.

A Figura 4.9 ilustra as posições correctas dos rolos de algodão no maxilar inferior. De notar que a tensão do lábio pode deslocar o rolo de algodão se este for colocado no centro.

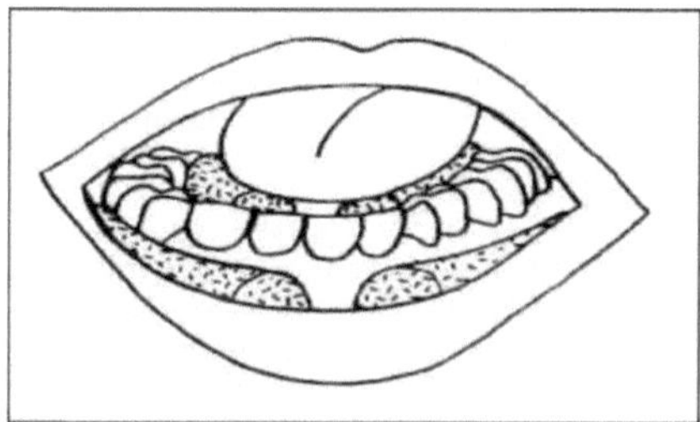

Figura 4.9 Posições correctas dos rolos de algodão no maxilar inferior

4 Higiene e controlo da infeção cruzada

Se disponível, usar sempre luvas. A limpeza e desinfeção do local de trabalho e a esterilização dos instrumentos são essenciais para evitar que a infeção passe do operador para os doentes e vice-versa ou entre doentes através do operador. A limpeza e a desinfeção das superfícies do local de trabalho podem ser feitas utilizando gazes de algodão impregnadas com álcool metílico. Numa clínica, os instrumentos podem ser esterilizados num autoclave ou numa panela de pressão. Caso contrário, pode utilizar-se uma panela de pressão ou uma panela com tampa para ferver os instrumentos.

Para evitar o risco de infeção por doenças como o vírus da imunodeficiência humana (VIH) e o vírus da hepatite B (VHB), todos os instrumentos devem ser esterilizados antes de serem utilizados em cada doente.

Instruções de limpeza e esterilização.

1. Colocar todos os instrumentos em água imediatamente após a sua utilização.

2. Remover todos os detritos dos instrumentos esfregando-os com uma escova em água com sabão.

Se estiver disponível um autoclave, siga cuidadosamente as instruções do fabricante.

Se dispuser de uma panela de pressão, as instruções apresentadas abaixo são úteis.

3. numa situação de campo:

- Preparar o fogo utilizando o combustível disponível - madeira, gás, carvão, energia solar.

- Colocar os instrumentos limpos numa panela de pressão e adicionar água limpa até
  (Ler as instruções fornecidas com a panela de pressão).

- Colocar a panela de pressão no fogão e deixar ferver. Quando o vapor sair pela saída de ar,
  coloque o peso no sítio. Se disponível, programar um temporizador para 15 minutos.

- Continuar a aquecer a panela de pressão em lume brando durante um mínimo de 15 minutos.

Certificar-se de que o vapor continua a sair da panela de pressão durante este tempo. Se este parar, pode já não haver água na panela de pressão. Se isso acontecer, retire a panela de pressão do lume, adicione água e repita o ciclo. (Ler as instruções fornecidas com a panela de pressão). Tenha cuidado ao abrir a panela de pressão.mLiberte primeiro a pressão.

- Retire a panela de pressão do fogão após 15 minutos e deixe-a arrefecer.

- Retirar os instrumentos da panela de pressão com uma pinça para instrumentos e secá-los com
  um pano limpo

Guardá-los numa caixa metálica coberta, de preferência. Se não houver uma panela de pressão disponível, os instrumentos podem ser esterilizados numa panela. Utilize uma panela com tampa e ferva-os em água durante um mínimo de 30 minutos. Retire imediatamente os instrumentos com uma pinça e seque-os com uma toalha limpa. Guarde os instrumentos numa caixa coberta, de preferência metálica

5 Material de tratamento

O material utilizado para restaurar as cavidades e selar as fossas e fissuras é o ionómero de vidro. Este material deve ser utilizado corretamente para obter bons resultados. Esta secção descreve a composição, as características e os procedimentos de mistura do ionómero de vidro.

Ionómero de vidro como material de restauração

Composição

O material é fornecido sob a forma de pó e líquido que devem ser misturados. O pó é um vidro que contém óxido de silício, óxido de alumínio e fluoreto de cálcio. O líquido é ácido poliacrílico ou água desmineralizada. Se a água desmineralizada for o componente líquido, o ácido poliacrílico é incorporado no pó numa forma seca. (A água desmineralizada ou desionizada é utilizada para encher baterias. Pode ser comprada nas garagens)

Características clínicas

O ionómero de vidro liga-se quimicamente ao esmalte e à dentina e proporciona uma boa vedação da cavidade.

-Uma das características mais significativas do ionómero de vidro é a libertação lenta e contínua de flúor do material após a sua presa. Isto ajuda a evitar o desenvolvimento de cáries dentárias à volta da restauração.

O ionómero de vidro não é prejudicial para a polpa e para a gengiva. Durante o endurecimento, o material pode causar uma sensação de sensibilidade na polpa.n Passadas 24 horas, quando está completamente endurecido, já não ocorrem reacções adversas.

Em comparação com os materiais de restauração dentária estabelecidos, os ionómeros de vidro apresentam um maior desgaste superficial e uma menor resistência. No entanto, os fabricantes estão a produzir ionómeros de vidro de melhor qualidade. Por conseguinte, deve ser escolhido o melhor tipo de ionómero de vidro disponível.

Mistura

É essencial seguir rigorosamente as instruções de manuseamento do fabricante, especialmente no que diz respeito às proporções de pó e líquido. Colocar uma colher de pó na placa de vidro ou na placa misturadora. Utilizar a espátula para dividir o pó em duas porções iguais e, em seguida, deitar uma gota de líquido ao lado do pó (Fig. 4.10). Manter o frasco de líquido na horizontal durante um momento para permitir a saída de ar da ponta. Colocá-lo na posição vertical e deixar cair uma gota de líquido sobre a placa.

Se necessário, exercer um pouco de pressão, mas não espremer o líquido.

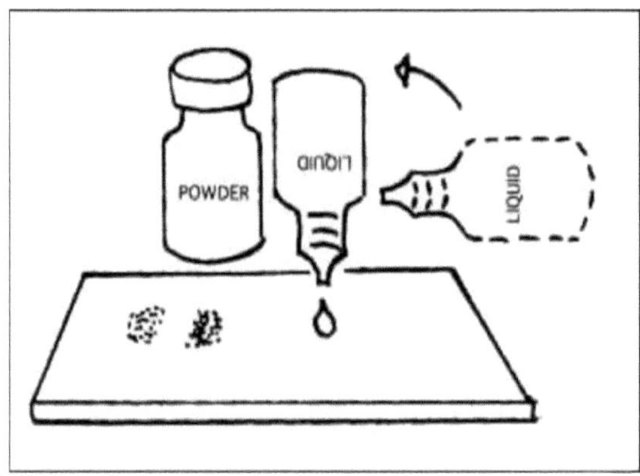

Figura 4.10 Situação antes do início da mistura

Espalhar primeiro o líquido com a espátula numa superfície de cerca de 1,5 cm2. Começar a misturar, adicionando metade do pó ao líquido com a espátula. Fazer rolar o pó no líquido, molhando suavemente as partículas sem as espalhar pela placa. Assim que todas as partículas de pó estiverem molhadas, a segunda porção é dobrada na mistura. Agora, misturar com firmeza, mantendo a massa unida. A mistura deve estar concluída em 20-30 segundos, dependendo da marca de ionómero de vidro utilizada.

A mistura final deve ter um aspeto suave como uma pastilha elástica.

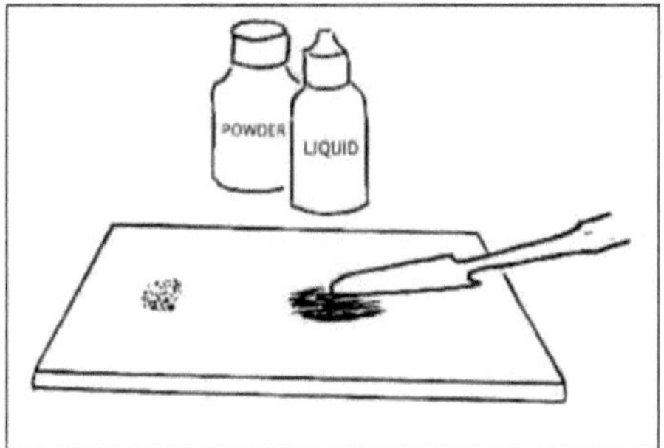

Figura 4.11 Mistura de vidro-ionómero

Restaurar a cavidade

A inserção da mistura na cavidade preparada e sobre as restantes fissuras deve começar imediatamente. Utilizar o aplicador/carver para colocar pequenas quantidades de mistura na cavidade. Esta técnica evitará que o ar fique preso entre o fundo da cavidade e o ionómero de vidro (espaços vazios). Todo o procedimento de aplicação deve ser concluído em 30-40 segundos.

Precauções a ter em conta

Dispensar o pó e o líquido na placa apenas quando a cavidade estiver devidamente seca e protegida da saliva. Voltar a colocar cuidadosamente a tampa do frasco de pó e de líquido na sua posição imediatamente após a utilização. Isto evita a absorção de humidade do ar ou a evaporação do componente de água do líquido. Limpar o bocal do frasco de líquido com uma gaze húmida se ficar líquido no exterior. Se forem utilizados mais de 30 segundos para misturar e a mistura parecer seca, não a utilize, porque a adesão à estrutura dentária será fraca. Deite-a fora! Raspe a placa e a espátula e comece a misturar novamente com pó e líquido novos. Remover todo o ionómero de vidro dos instrumentos dentários imediatamente após a utilização, antes de o material endurecer, ou colocar os instrumentos em água para facilitar a limpeza posterior. Cada tipo de ionómero de vidro pode ter as suas próprias necessidades específicas. Por conseguinte, siga cuidadosamente as instruções dos fabricantes.

Restauração de cavidades de uma superfície utilizando ART

Preparação da cavidade

Para começar, coloque rolos de algodão ao lado do dente a tratar. Isto absorverá a saliva e manterá o dente seco. Remova a placa bacteriana da superfície do dente com uma bolinha de algodão húmida e depois seque a superfície com uma bolinha seca. A extensão da cárie pode agora ser melhor avaliada. Se a abertura da cavidade no esmalte for pequena, alargue a entrada. Para o efeito, colocar a lâmina da machadinha dentária na cavidade e rodar o instrumento para a frente e para trás, como se fosse uma chave numa fechadura. Este movimento arranca pequenos pedaços de esmalte cariado. Se a cavidade for muito pequena, colocar primeiro um canto da lâmina da machadinha dentária na cavidade e depois rodar. A dentina cariada pode agora ser removida com as escavadoras. A escavadora pequena é utilizada para cavidades pequenas e a maior para cavidades maiores. A cárie mole é removida fazendo movimentos circulares de escavação à volta dos eixos longos do instrumento (Fig. 5.1). É importante remover todas as cáries moles da junção esmalte-dentina **antes de** remover as cáries perto da polpa

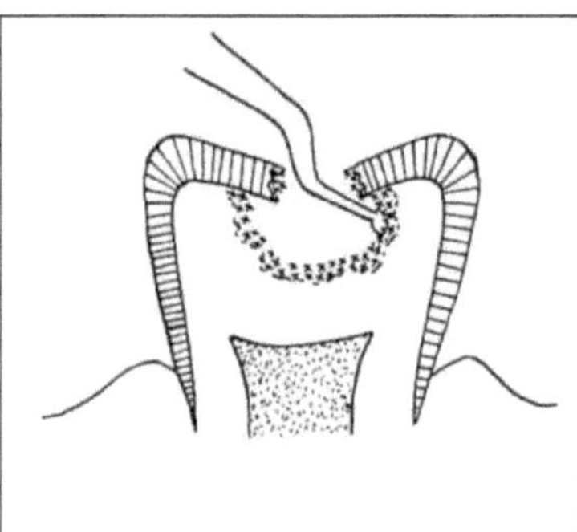

Figura 5.1Movimentos circulares de escavação da escavadora

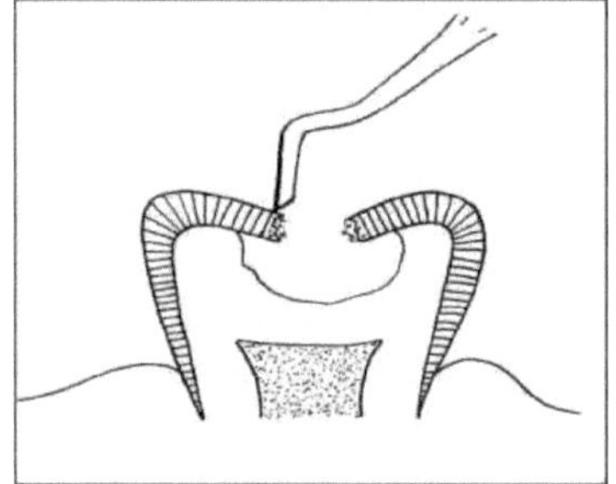

Figura 5.2 Fratura do esmalte sem suporte com um machado

A remoção de cáries moles da junção esmalte-dentina pode deixar o esmalte sem suporte de dentina. A saliência do esmalte pode partir-se muito facilmente e deve ser removida. Faça isto com a lâmina da machadinha dentária. Coloque o instrumento na borda do esmalte e parta pequenos pedaços (Fig. 5.2).

Repetir este procedimento até que todo o esmalte fino não suportado tenha sido removido e não haja cáries no esmalte restante.

Lembre-se, não é necessário, e muitas vezes não é possível, fraturar todo o esmalte não suportado. Certifique-se de que o machado dentário está bem apoiado com os seus dedos. Como resultado da remoção deste esmalte, a visibilidade e a acessibilidade da cavidade são melhoradas. É necessário um cuidado especial ao remover a dentina cariada de dois locais da cavidade:

- A junção esmalte-dentina.

Esta parte da dentina está próxima da superfície do dente. É também a parte onde a restauração deve aderir muito bem ao dente. Se a cárie não for completamente removida na junção, não se consegue uma boa união. Assim, as bactérias poderão penetrar no espaço entre a restauração e a parede da cavidade, e a cárie desenvolver-se-á.

- O chão em cavidades profundas.

Ao remover a dentina cariada perto da polpa, existe o risco de danificar ou expor a polpa. Por isso, é importante não remover mais dentina do que a realmente essencial, na parte mais profunda de uma cavidade. Se, durante a preparação da cavidade, a polpa for exposta, haverá hemorragia, na maioria dos casos, no fundo da cavidade. Nesse caso, é necessário um tratamento especial da polpa ou a remoção do dente. A escolha do tratamento dependerá dos cuidados disponíveis no local. A dentina cariada escavada pode ser colocada no rolo de algodão, posicionada ao lado do dente ou segurada por um assistente. A escavação é mais fácil quando o dente está seco. Por isso, troque os rolos de algodão saturados por rolos secos. Depois de todas as cáries terem sido removidas, a cavidade é limpa com bolinhas de algodão húmido. De seguida, peça ao doente para morder os dentes superiores e inferiores juntos. Isto mostrar-lhe-á como o dente a ser restaurado se encaixa no dente oposto. Ajudá-lo-á a aparar o excesso de material de restauração mais tarde. A preparação da cavidade é concluída com a secagem da cavidade com bolinhas de algodão secas.

O procedimento para a remoção de cáries em cavidades de uma só superfície, passo a passo

1. Colocar os rolos de algodão ao lado do dente a tratar.

2. Remover a placa bacteriana da superfície do dente com bolas de algodão húmido.

3. Secar a superfície do dente com bolas de algodão seco.

4)   Se necessário, alargar a entrada da cavidade com um machado de dentes.

5.   remover a dentina cariada com escavadoras, começando pelo esmalte
   junção da dentina.

6. Fracionar o esmalte fino sem suporte com o machado. Certifique-se de que o esmalte não
   contém quaisquer pontos de cárie.

7. Limpar a cavidade com algodão húmido e depois seco.

8. Remover cuidadosamente as cáries junto à polpa.

9. Limpar novamente a cavidade com algodão húmido.

10. Verificar a relação do dente a ser restaurado com os dentes opostos, pedindo ao paciente
   para morder.

11. Completar o procedimento secando a cavidade com bolas de algodão seco.

Limpeza da cavidade preparada

Para melhorar a ligação química do ionómero de vidro às estruturas dentárias, as paredes da cavidade devem estar muito limpas. Não é eficaz fazê-lo com bolas de algodão húmido, pelo que é utilizado um solvente químico. Existem duas possibilidades:

- Um condicionador de dentina ou um limpador de dentes, especialmente desenvolvido para este fim ou

- O líquido fornecido com o próprio ionómero de vidro.

O condicionador de dentina é normalmente uma solução a 10% de ácido poliacrílico. Aplicar uma gota do condicionador numa almofada ou na placa. Mergulhar uma bola de algodão na gota e limpar toda a cavidade e as fissuras adjacentes durante 10-15 segundos. Segurar as bolas de algodão com uma pinça (Fig. 5.3). Em seguida, lavar imediatamente a cavidade e as fissuras, pelo menos duas vezes, com bolas de algodão embebidas em água limpa.

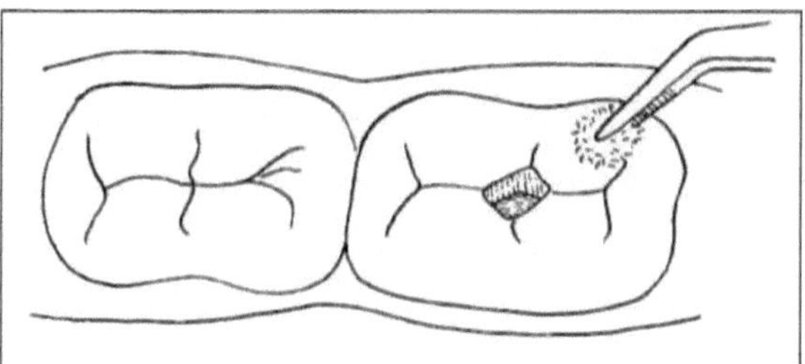

Figura 5.3 Aplicação do condicionador de dentina

O líquido de ionómero de vidro pode ser utilizado para limpar a cavidade se contiver o mesmo ácido que é utilizado para o condicionamento. Normalmente, o líquido é demasiado forte e precisa de ser diluído. Isto é feito colocando uma gota de líquido numa almofada ou numa placa. Em seguida, humedecer uma bola de algodão mergulhando-a em água. Retirar o excesso de água tocando levemente a bolinha contra um rolo de algodão seco, um lenço de papel ou uma gaze. Mergulhar a pastilha húmida no líquido de ionómero de vidro e utilizá-la como condicionador de dentina da forma descrita acima. Leia atentamente as instruções do fabricante, uma vez que podem conter mais informações sobre a utilização do seu produto. Por exemplo, há marcas em que todos os componentes químicos estão no pó, enquanto o líquido é apenas água desmineralizada. Por conseguinte, o líquido não é adequado para condicionar a cavidade, devendo ser utilizado um condicionador especial. Se a cavidade estiver contaminada com sangue, estancar a hemorragia pressionando a ferida com uma bola de algodão. Lavar o sangue com água e secar a cavidade com algodão. Colocar rolos de algodão secos em ambos os lados do dente para evitar a recontaminação. De seguida, aplicar o condicionador na cavidade como descrito acima. Se uma cavidade ficar contaminada depois de ter sido acondicionada, é essencial lavar, limpar e voltar a acondicionar a cavidade.

Nota: Pode acontecer que a primeira gota de líquido contenha bolhas de ar. Essa gota não deve ser utilizada para misturar com o pó de ionómero de vidro. A relação pó-líquido não seria correcta. No entanto, se o líquido de ionómero de vidro for utilizado como condicionador, essa gota pode ser utilizada para o condicionamento.

É aconselhável dispensar uma gota para condicionar e uma segunda gota para misturar, mantendo o frasco na posição vertical entre as dispensas (Fig. 5.4)

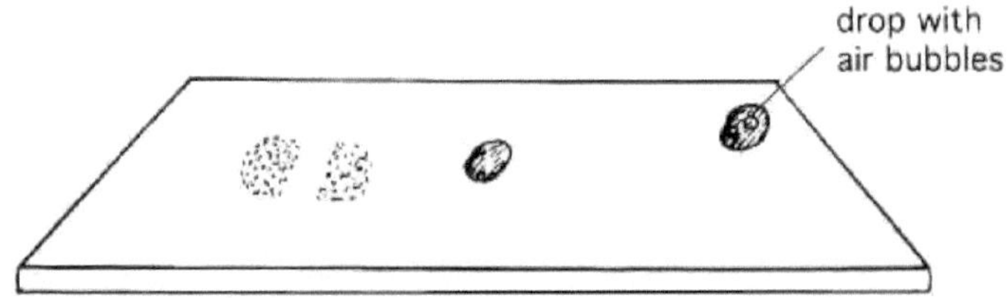

Figura 5.4 Almofada misturadora com duas gotas de líquido

O procedimento para condicionar cavidades de uma superfície passo a passo

Se for utilizado um amaciador de dentina / limpador de dentes fabricado.

1. Aplicar uma gota de amaciador numa placa ou numa almofada.

2. Mergulhar uma bola de algodão no amaciador.

3. Limpar a cavidade e as fissuras adjacentes com o amaciador durante 10-15 segundos.

4. Lavar imediatamente a cavidade e as fissuras, pelo menos duas vezes, com algodão embebido em água limpa.

5. Secar a cavidade com algodão seco.

6. Repetir os procedimentos 3-5 se a cavidade condicionada ficar contaminada com saliva e/ou sangue.

Se o líquido de ionómero de vidro for utilizado como um condicionador de dentina.

1. Aplicar uma gota de líquido numa placa ou numa almofada.
2. Mergulhar uma bola de algodão em água limpa.
3. Retirar o excesso de água do algodão, encostando-o ligeiramente a um rolo de algodão seco, a um lenço de papel ou a uma gaze.
4. Mergulhar o algodão húmido no líquido de ionómero de vidro.
5. Seguir o procedimento para o condicionador de dentina, tal como para os pontos 3-6 acima apresentados.

Restaurar a cavidade

Certifique-se de que o dente é mantido seco durante a fase de restauração. Se necessário, colocar novos rolos de algodão. Um assistente é muito útil nesta fase, especialmente para misturar o material de ionómero de vidro. Certifique-se de que todos os materiais e instrumentos necessários estão disponíveis e prontos para serem utilizados. Depois de a cavidade estar condicionada, lavada e seca, pode começar a misturar o ionómero de vidro. Introduzir a mistura na cavidade em pequenas quantidades, utilizando a extremidade romba do instrumento aplicador/carreador.

Isto evitará a inclusão de bolhas de ar. Empurrar a mistura para o local com a superfície redonda da escavadora média. Certificar-se de que a mistura entra em pequenas cavidades e sob qualquer saliência de esmalte. Colocar também um pouco de material extra nas cavidades e fissuras adjacentes (Fig. 5.5a). Esfregue uma pequena quantidade de vaselina no dedo indicador com luva e pressione firmemente o material de restauração macio na cavidade e nas fissuras (Fig. 5.5b). A isto chama-se: 'a técnica do dedo de pressão'. Retirar o dedo lateralmente após alguns segundos. O tempo decorrido desde o início da mistura até à remoção do dedo não deve ser superior a um minuto. O excesso de material de ionómero de vidro será deslocado pela técnica de pressão com os dedos para as encostas das cúspides e entre as cúspides na direção das superfícies vestibular/lingual e proximal. Remover rápida e cuidadosamente qualquer excesso de material com uma escavadora média ou grande. Em seguida, não perturbar a restauração durante o período de endurecimento e manter o dente sem humidade.

Após cerca de 1 a 2 minutos (dependendo das condições climatéricas), verificar a mordida. Colocar um pedaço de papel de articulação azul/vermelho sobre o dente restaurado. Pedir ao doente para fechar a boca e morder de um lado para o outro. Certifique-se de que o paciente não morde os rolos de algodão. Se a restauração ART estiver demasiado alta, aparecem manchas azuis/vermelhas. A altura da restauração pode então ser ajustada raspando algum do material de restauração colorido com a lâmina do aplicador/carver (Fig. 5.5c). Finalmente, cobrir a restauração ART com uma nova camada de vaselina. De seguida, retire os rolos de algodão. O procedimento de restauração está terminado. Peça ao paciente para não comer durante pelo menos uma hora.

Figura 5.5 O processo de restauração de uma cavidade de uma superfície em várias fases

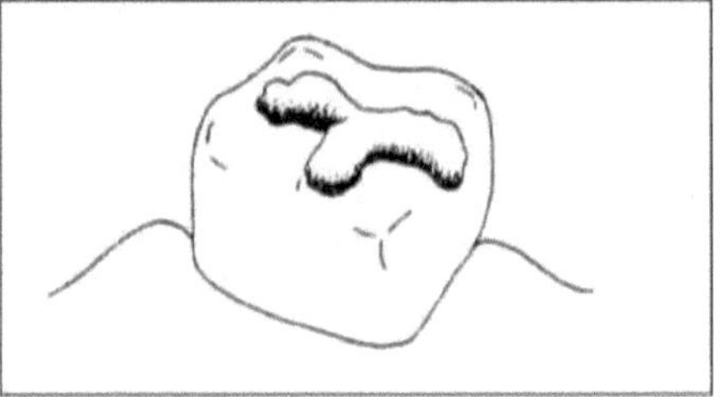

a. A cavidade e as fossas e fissuras adjacentes estão demasiado preenchidas

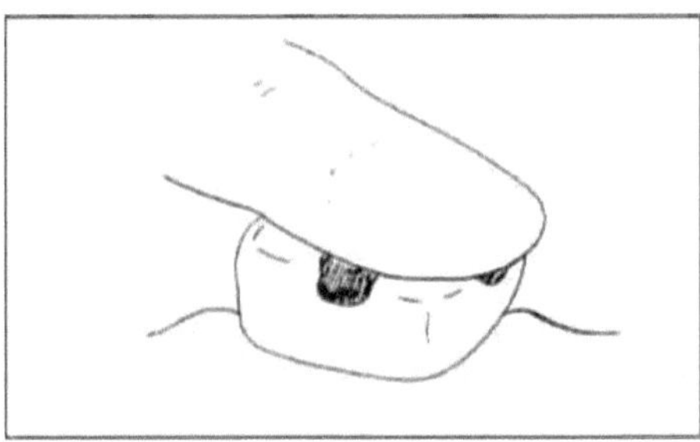

Pressione o material de restauração com o dedo enluvado. O excesso de material é visível

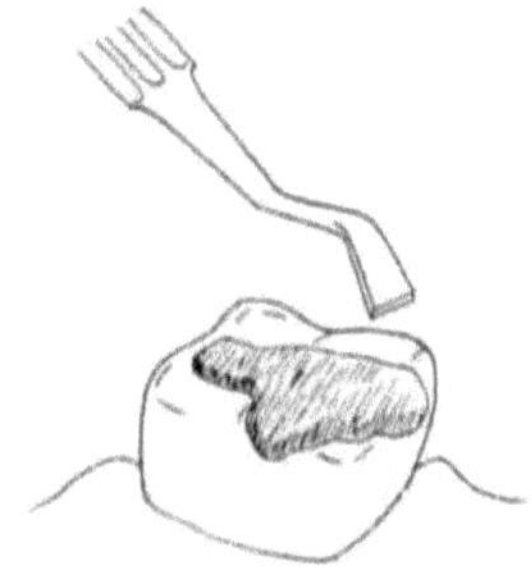

O procedimento para restaurar cavidades de uma superfície passo a passo

1. Verificar se todos os instrumentos e materiais estão disponíveis e prontos para serem utilizados.

2. Assegurar que o dente é mantido seco durante a fase de restauração.

3. Misturar o material de restauração de acordo com a descrição anterior (20-30 segundos).

4. Introduzir a mistura em pequenas quantidades na cavidade e nas fissuras adjacentes, utilizando a lâmina romba do aplicador/escultor. Utilizar a superfície redonda de uma escavadora média para empurrar a mistura para as partes mais profundas da cavidade e para debaixo de qualquer saliência.

5. Esfregar um pouco de vaselina no dedo indicador com luva.

6. Colocar o dedo indicador sobre o material de restauração, pressionar e retirar o dedo lateralmente após alguns segundos.

7. Remover o excesso visível de ionómero de vidro com uma escavadora média ou grande.

8. Esperar 1-2 minutos até o material ficar duro, mantendo o dente seco.

9. Verificar a mordida com papel de articulação e, se necessário, ajustar a altura da restauração com o aplicador/carreador.

10. Aplicar uma nova camada de vaselina.

11. Retirar os rolos de algodão.

12. Pedir ao doente para não comer durante pelo menos uma hora.

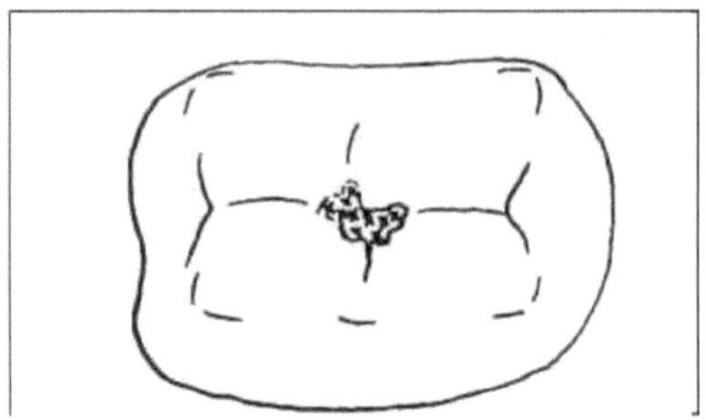

Figura 5.6

Uma cavidade é restaurada e as fissuras adjacentes são seladas com ionómero de vidro ao mesmo tempo, o que se designa por **"restauração selada**

a. Cárie na superfície oclusal do molar

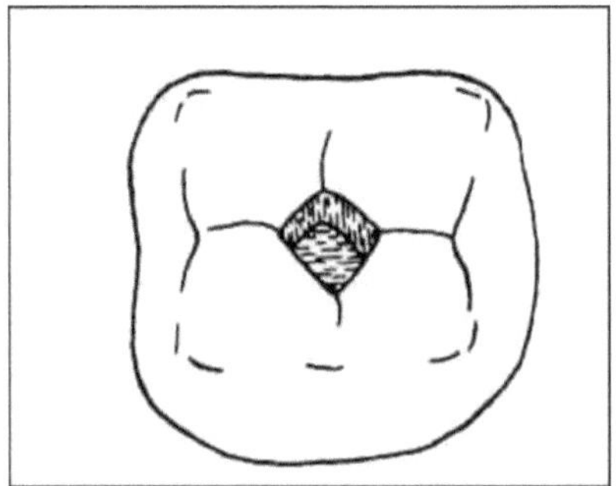

b. cavidade preparada para a aplicação do material de restauração ART

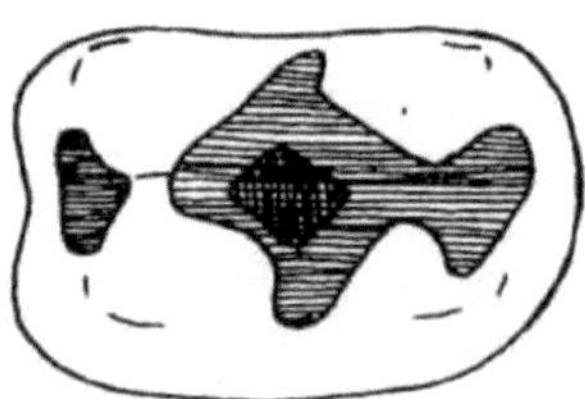

c. Preenchimento de cavidades.

Restauração de cavidades de várias superfícies com ART

Preparação da cavidade

Basicamente, existem dois tipos de cavidades de múltiplas superfícies, as dos dentes da frente e as dos dentes pré-molares/molares. As cavidades nos dentes da frente não são normalmente muito grandes, mas as cavidades de múltiplas superfícies nos pré-molares/molares variam e podem ser grandes. Em princípio, as mesmas etapas descritas para o preparo e restauração de cavidades de uma superfície devem ser seguidas para cavidades de múltiplas superfícies. Apresenta-se de seguida um resumo dos procedimentos. Normalmente não é necessário abrir a cavidade. Inicie a escavação na junção esmalte/dentina e depois remova a cárie em direção à polpa (Fig. 6.1). Assegurar-se de que o contorno da cavidade é liso e livre de cáries, particularmente o contorno na superfície proximal. Para o efeito, colocar o machado dentário no esmalte perto da extremidade da cavidade (Fig. 6.2). Em seguida, empurrar suavemente para baixo. Pequenos pedaços de esmalte irão lascar-se. Alisar ainda mais o contorno, raspando o machado dentário sobre o esmalte. Certificar-se de que o machado dentário está bem apoiado pelos dedos.

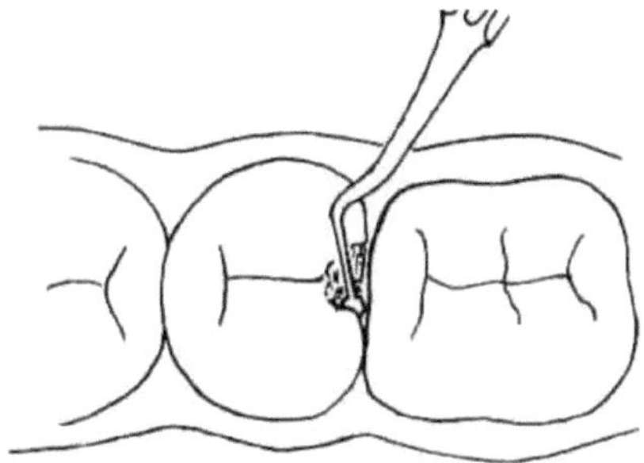

Figura 6.1 Utilização da escavadora de colher para remover dentina cariada numa cavidade de múltiplas superfícies

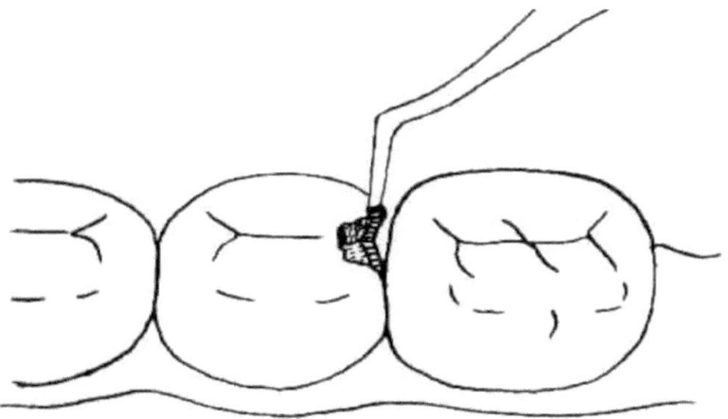

Figura 6.2 A posição do machado dentário para alisar o contorno proximal

Restaurar a cavidade

Dentes anteriores

É necessária uma atenção extra quando se restauram cavidades grandes para assegurar que a restauração tem a forma correcta. Uma descrição passo a passo do procedimento de restauração em dentes anteriores é apresentada na (Fig. 6.3).

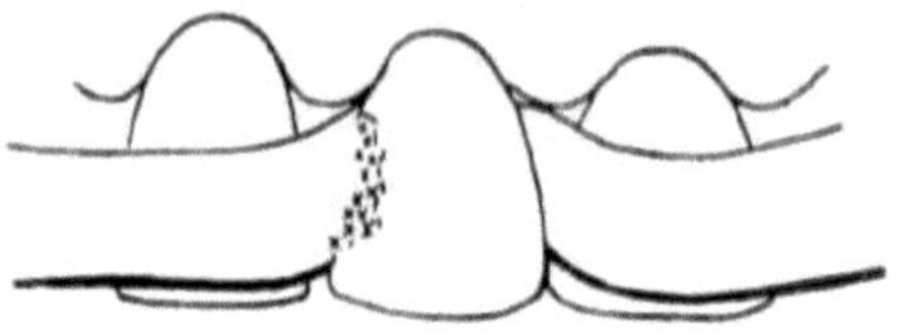

a. Posicionamento da tira entre os dentes

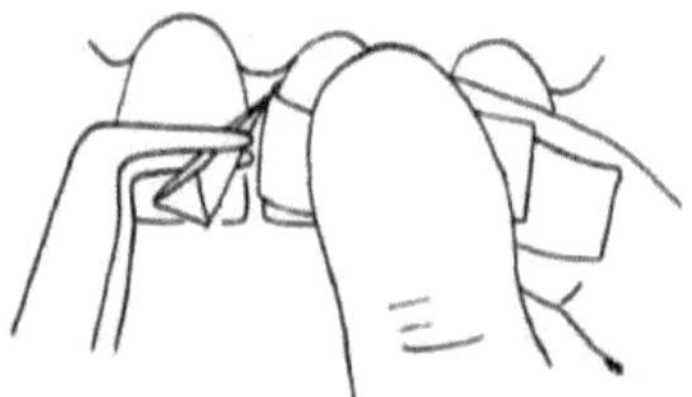

b. Inserção de uma cunha

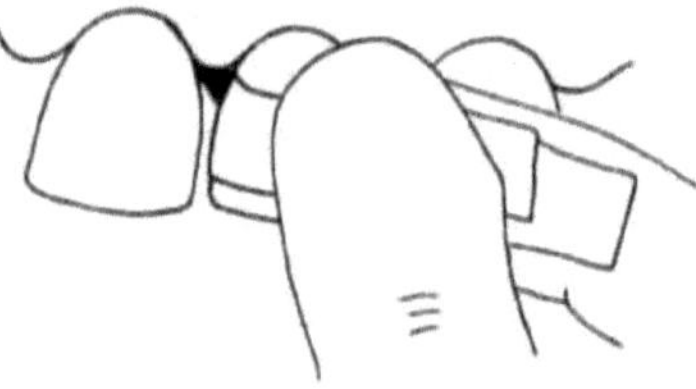

c. A tira é puxada à volta do dente enquanto a mistura está a endurecer

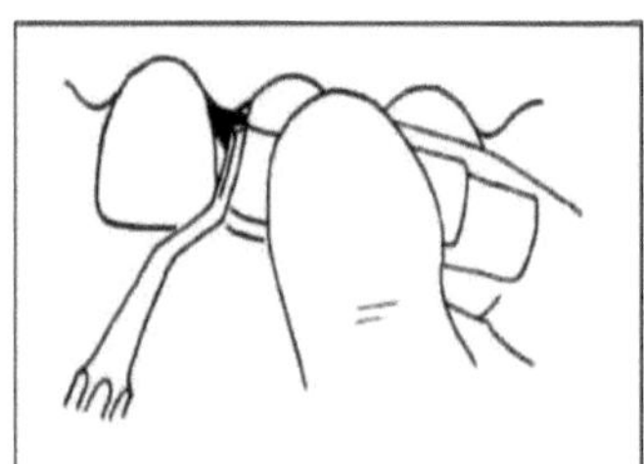

O procedimento para restaurar cavidades de múltiplas superfícies em dentes anteriores passo a passo

passo

1. Trabalhar num ambiente seco, utilizando rolos de algodão. Substituí-los sempre que necessário.

2. Limpar a cavidade e assegurar que o contorno é liso e não tem cáries.

3. Colocar uma tira de plástico entre os dentes e utilizá-la para fazer o contorno correto da superfície proximal do dente.

4. Introduzir uma cunha de madeira macia entre os dentes, mesmo na margem da gengiva, para manter a tira de plástico firmemente em posição.

5. condicionar a cavidade como descrito para a cavidade de uma superfície.

6. misturar o ionómero de vidro como descrito anteriormente e inseri-lo na cavidade

até ficar ligeiramente cheio.

7. Segurar a tira firmemente com o dedo indicador no lado palatino do dente. Enrolar a tira firmemente à volta do lado bucal para adaptar bem o material de restauração à cavidade. Segurar a tira com o polegar no lado vestibular durante 1-2 minutos até que o material tenha assentado firmemente.

8. Retirar a tira e a cunha e cobrir a restauração com vaselina.

9. Remover o material em excesso com o escultor, verificar a mordedura com papel de articulação e aplicar outra camada de vaselina.

10. Retirar os rolos de algodão.

11. Pedir ao doente para não comer durante uma hora.

Dentes posteriores

Restauração de cavidades de múltiplas superfícies em molares primários

Na dentição decídua nem sempre é necessário restaurar completamente o contorno proximal do dente. Muito depende do tamanho da cavidade e do tempo que o dente ainda permanecerá na boca. As grandes lesões proximais na dentição decídua podem ser tratadas através do aplanamento das superfícies proximais.

Restauração de cavidades de múltiplas superfícies em dentes permanentes posteriores

Cavidades de múltiplas superfícies de dentes permanentes posteriores também podem ser restauradas usando uma tira de plástico, que é mantida em posição por uma cunha (Fig. 6.4). Tentar evitar o achatamento das superfícies proximais. Antes de colocar a tira, pedir ao paciente para fechar os maxilares em conjunto, para que se possa decidir quanto material restaurador deve ser cortado mais tarde. Nota: As cavidades grandes necessitam de mais material de restauração do que as cavidades pequenas e, por isso, uma gota de líquido e uma colher de pó podem não ser suficientes. Então, utilize duas gotas e duas colheres. Se isto ainda não fornecer material suficiente, prepare uma segunda mistura e coloque-a por cima da primeira mistura. Certifique-se de que a primeira mistura não foi entretanto contaminada com saliva ou sangue. Se tal tiver acontecido, a primeira mistura deve ser deixada endurecer. Cortar a superfície contaminada em um milímetro. Em seguida, limpar, lavar e secar a superfície da primeira mistura e quaisquer tecidos dentários descobertos remanescentes. De seguida, inserir a segunda mistura e concluir o procedimento de restauração.

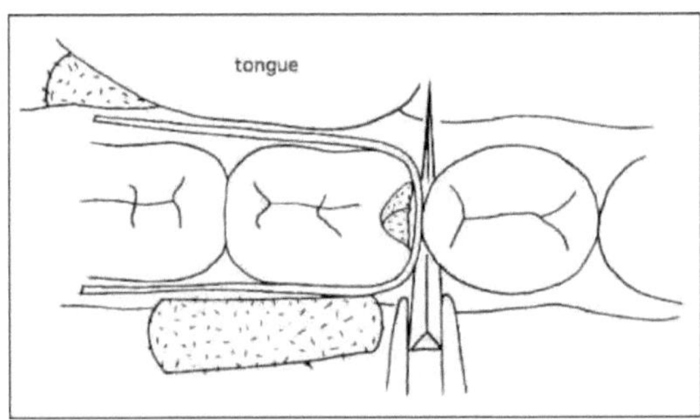

a. Tira de plástico e cunha em posição

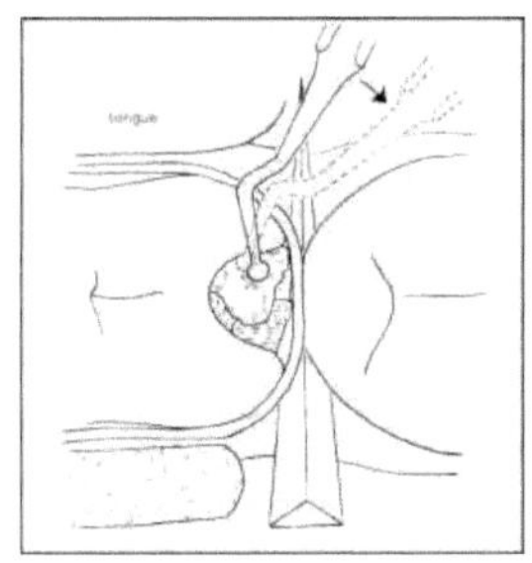

b. Material de restauração empurrado para o local sob o esmalte não suportado

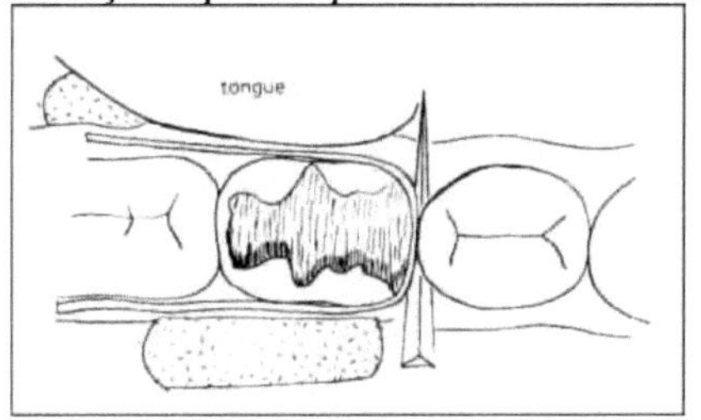

c. Restauração selada ligeiramente preenchida em excesso

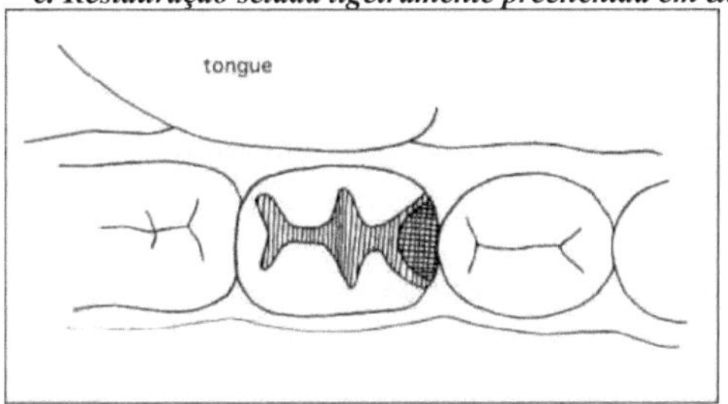

d. Restauração selada acabada

Figura 6.4 Procedimentos de restauração para cavidades de múltiplas superfícies em dentes posteriores

O procedimento para restaurar cavidades de múltiplas superfícies em dentes posteriores, passo a passo

1. Trabalhar num ambiente seco, utilizando rolos de algodão. Substituí-los sempre que necessário.

2. Limpar a cavidade e assegurar que o contorno é liso e não tem cáries.

3. Colocar a tira entre os dentes. Inserir uma cunha para apoiar a tira sob o ponto de contacto na margem da gengiva.

4. Condicionar a cavidade limpa e as fissuras adjacentes como descrito para a cavidade de uma superfície.

5. Preencher completamente a cavidade com ionómero de vidro. Insira primeiro o material nos cantos e sob o esmalte não suportado. Certifique-se de que existe material de restauração suficiente para preencher toda a cavidade e as fissuras adjacentes. Se o material misturado não for suficiente para preencher a cavidade, misturar um novo lote e inserir uma segunda restauração por cima do primeiro material (evitar a contaminação com saliva ou sangue).

6. Manusear a tira de plástico como explicado para cavidades em dentes anteriores.

7. Tentar colocar um dedo indicador revestido de vaselina e com luvas no topo da restauração e pressionar ligeiramente durante alguns segundos. Retirar o dedo lateralmente.

8. Remover o excesso de ionómero de vidro com uma escavadora média ou grande. Deixar endurecer a restauração durante 1-2 minutos, depois retirar a cunha e a tira.

9. Verificar a mordedura com papel de articulação.

10. Se necessário, remover o excesso de material de restauração com o esculptor.

11. Verificar se as cúspides do dente oposto não destroem a restauração. É melhor não ter contactos oclusivos do que ter um contacto demasiado alto.

12. Aparar as margens proximais com o esculptor e aplicar nova vaselina.

13. Verificar novamente a altura da restauração com papel de articulação e, se necessário, aplicar vaselina.

14. Retirar os rolos de algodão.

15. Aconselhar o doente a não comer durante pelo menos uma hora.

O ART pode ser utilizado tanto na clínica dentária como em comunidades onde não existe clínica. Por exemplo, as restaurações e os selantes ART podem ser efectuados em escolas e centros de saúde em áreas urbanas e remotas. Nenhuma restauração ou selante, independentemente do material utilizado, dura para sempre. Algumas restaurações duram muitos anos, outras podem falhar mais cedo. Para as restaurações ART, siga sempre as instruções deste manual para obter os melhores resultados. Isto reduzirá o número de restaurações e selantes que falham. As restaurações e os selantes defeituosos têm de ser identificados e reparados. Manter registos do tipo de tratamento que foi efectuado ajudará a compreender até que ponto as pessoas foram bem tratadas. A monitorização é mais fácil de efetuar nas escolas do que nas clínicas, uma vez que os estudantes/alunos estão normalmente disponíveis quando se visita a escola.

Quando monitorizar

É útil recolher informações sobre qualquer dor sentida e se a TAR foi aceite. Por conseguinte, perguntar aos doentes sobre a dor sentida durante e após o tratamento e sobre a sua satisfação geral num período de 4 semanas após o tratamento. Uma vez que os problemas graves tendem a ocorrer pouco tempo depois de terminado o tratamento, a primeira avaliação clínica pode ser efectuada ao fim de meio ano. Podem ser planeadas outras avaliações numa base anual ou bianual, dependendo de factores como o desenvolvimento esperado da cárie, o período de tempo que os alunos permanecem na escola e a possibilidade de voltar a ver os indivíduos (áreas remotas).

Falha ou defeito do selante

Um selante parece estar defeituoso ou desapareceu completamente. Examine cuidadosamente o dente para detetar sinais de cárie. Se a superfície for dura, deixe-a em paz. Se a superfície estiver cariada, volte a selar ou faça uma pequena restauração. O que fazer depende da extensão do selante defeituoso ou da cárie presente.

Se uma cavidade continuar a estender-se sob um selante antigo, siga as instruções para o procedimento de cavidade de uma superfície

Restauração falhada ou defeituosa

Uma restauração pode deixar de ser aceitável ou insatisfatória por várias razões:

1. Está completamente ausente,

2. Uma grande parte dela partiu-se,

3. A restauração está fracturada,

4. Grande parte do material de restauração está desgastado,

5. A cárie desenvolveu-se na margem da restauração ou noutro local da superfície do dente.

1. A restauração está completamente ausente

Algumas das razões para o fracasso podem ser:

- Contaminação com saliva ou sangue durante o procedimento de restauração,

- A mistura do material estava demasiado húmida ou demasiado seca,

- Nem todas as cáries moles tinham sido removidas,

- Foi deixado para trás um esmalte fino e minado, que mais tarde se partiu.

Qualquer que seja a razão, limpar completamente a cavidade, aplicar um condicionador de dentina e voltar a preencher a cavidade de acordo com a descrição no capítulo 4 ou 5.

2. Parte da restauração partiu-se

É provável que a restauração tenha ficado demasiado alta ou que tenham ficado bolhas de ar presas no material durante a colocação da restauração. Seja qual for a razão, limpe primeiro a superfície do dente e/ou o material de restauração restante com um explorador ou uma pequena escavadora e bolinhas de algodão húmido, antes de condicionar toda a superfície e o material. Preencha o espaço com uma nova mistura de ionómero de vidro e certifique-se de que a restauração não está demasiado alta.

3. A restauração está fracturada

Isto acontece mais frequentemente numa restauração de múltiplas superfícies que foi demasiado elevada. A forma de a reparar depende muito da localização da linha de fratura e da mobilidade da parte fracturada. Se a parte fracturada estiver solta e puder ser removida, repare a fenda como descrito no ponto 2. No entanto, se a parte fracturada não puder ser removida, a reparação através do ART não é possível e é necessário um tratamento tradicional com uma broca.

4. A restauração está desgastada

As possíveis razões para tal são: o doente come frequentemente alimentos muito duros, o doente cerra os dentes com frequência ou a mistura foi demasiado húmida ou seca. Pode demorar anos, mas é possível que se tenha perdido tanto material que a restauração tenha de ser reconstruída. Certifique-se de que todas as superfícies do dente e da restante restauração estão limpas e sem tecidos moles. Aplique um condicionador de dentina sobre o ionómero de vidro e as paredes da cavidade. Coloque uma nova camada de ionómero de vidro sobre a antiga.

5. A cárie desenvolveu-se nas fissuras adjacentes ou na superfície

Remover os tecidos moles do dente. Após a remoção de todas as cáries, limpe e preencha a nova cavidade adjacente à restauração de acordo com os procedimentos padrão.

Prevenção

A prevenção de doenças é o fator mais importante para desenvolver e manter uma boa saúde.

Infelizmente, a prevenção, por si só, nem sempre é suficiente. Se as pessoas têm uma doença, gostam de ser curadas porque a doença as incomoda. Depois de curadas, as pessoas podem estar dispostas a ouvir conselhos preventivos.

A prevenção e a cura devem andar de mãos dadas.

Tratar a cárie dentária utilizando a abordagem ART sem dar ênfase às medidas preventivas é um trabalho apenas meio feito. É importante explicar às pessoas como podem evitar que a cárie dentária afecte outros dentes. A prevenção da cárie dentária baseia-se nos seguintes elementos:

1. Remoção da placa bacteriana,

2. Aconselhamento sobre uma alimentação correcta,

3. Aplicação de fluoretos,

4. Aplicação de agentes antimicrobianos.

5. Aplicação de vedantes

Muitas pessoas não sabem como cuidar corretamente dos seus dentes e procuram-no para tratar de um dente doloroso. O que pode fazer depois de o dente ter sido tratado? A resposta é: dar educação sobre saúde oral. Instruir o doente sobre a melhor forma de cuidar dos dentes. Se a pasta de dentes com flúor estiver disponível e for acessível, aconselhe-o a usá-la. Informar sobre os alimentos que são bons e os que são maus para os dentes. Aplicar fluoretos, selantes ou agentes antimicrobianos quando indicado e disponível.

1. Remoção da placa bacteriana

A limpeza dos dentes não só ajuda a prevenir as cáries dentárias, como também é essencial para prevenir as doenças das gengivas. A limpeza correcta dos dentes é muito importante, mas também pode ser difícil para algumas pessoas. Estas precisam de instruções e demonstrações claras: Limpar os dentes com uma escova de dentes ou com um palito de mascar pelo menos uma vez por dia, de preferência duas. Se apenas uma vez por dia for um objetivo realista, aconselhe-os a limpar antes de se deitarem. Os dentes ficam assim livres de placa bacteriana durante um longo período de tempo. Uma boa limpeza uma vez por dia é melhor do que um mau trabalho várias vezes por dia.

2. Aconselhamento dietético

As pessoas devem adotar uma dieta equilibrada, rica em fibras e em vitaminas. Muitos alimentos e bebidas de luxo e de conveniência contêm açúcares. Estes e os açúcares refinados de mesa são a principal razão para o aparecimento de cáries dentárias. O consumo de açúcar em pequenas quantidades e apenas duas ou três vezes por dia, limitará os danos causados aos dentes. Mas, se consumir muito açúcar, em muitas ocasiões ao longo do dia, é muito provável que se desenvolvam cáries dentárias. Se isto acontecer diariamente durante um longo período de tempo, é quase certo que se formarão cáries. Se forem consumidos alimentos ou bebidas açucaradas, as pessoas devem ser aconselhadas a fazê-lo num determinado momento do dia. Por exemplo, antes de uma refeição e não depois. Informe-as também sobre os alimentos com baixo teor de açúcar

3. Utilização de fluoretos

Os fluoretos tornam o esmalte mais forte. Impede o crescimento de bactérias que causam cáries dentárias e ajuda a travar a cárie dentária precoce. O flúor é frequentemente incorporado na pasta de dentes. Assim, a pasta de dentes com flúor deve ser recomendada para a limpeza dos dentes. O gel ou verniz de flúor é recomendado para as superfícies dentárias que não são indicadas para selantes. Por exemplo, as superfícies lisas vestibulares/palatinas/lingual. Os bochechos com flúor reduzem as cáries dentárias. Isto pode ser feito na escola. Tente descobrir se é possível introduzir programas de bochechos com flúor nas escolas.

4. Utilização de agentes antimicrobianos

Existem muitos agentes antimicrobianos, mas o flúor é o mais aceite. O próximo antimicrobiano mais conhecido é a clorexidina, que está disponível sob a forma de solução, gel e verniz. As razões prendem-se com o mau gosto, a possibilidade de manchar os dentes de preto e o facto de o seu efeito na prevenção da cárie dentária não ser conclusivo. Consulte os profissionais dentários da sua região relativamente à utilização de agentes antimicrobianos[31]

13. PRAZO DE VALIDADE OU SOBREVIVÊNCIA DO MATERIAL DE RESTAURAÇÃO ATRAUMÁTICO

A primeira meta-análise sobre a qualidade dos selantes e restaurações ART do tratamento restaurador atraumático (ART) foi efectuada há 5 anos[35] . Os resultados mostraram elevadas percentagens de restaurações ART em cavidades de superfície única, tanto em dentes decíduos como em dentes permanentes; percentagens insatisfatórias em relação à sobrevivência das restaurações ART em cavidades de múltiplas superfícies em dentes decíduos; elevadas percentagens de fossas e fissuras livres de lesões cariosas de dentina relacionadas com os selantes ART e percentagens de sobrevivência significativamente mais elevadas em restaurações ART em que foram utilizados ionómeros de vidro de alta viscosidade do que naquelas em que foram utilizados ionómeros de média viscosidade

O número de estudos que investigam os vários aspectos da abordagem ART tem aumentado nos últimos 5 anos. Muitos deles centraram-se na sobrevivência das restaurações ART. Como a abordagem ART está a ser utilizada por um número cada vez maior de profissionais de medicina dentária em todo o mundo, é necessário atualizar os dados sobre a longevidade dos selantes ART e das restaurações ART. Aqui estão os relatórios dos resultados de uma revisão sistemática com meta-análise sobre a sobrevivência das restaurações ART em dentes decíduos e permanentes e sobre a retenção e o efeito preventivo da cárie dos selantes ART de glassionómero de alta viscosidade aplicados em dentes permanentes.

Resultados

Restaurações ART

As percentagens de sobrevivência, os erros padrão e os IC 95% das restaurações ART de superfície única e múltipla em dentes decíduos são apresentados nas Tabelas 2 e 3, respetivamente. As taxas médias anuais de insucesso das restaurações ART de superfície única e de superfície múltipla em dentes decíduos durante os primeiros 2 anos foram de 3,5% e 19%, respetivamente. As percentagens de sobrevivência, os erros padrão e os IC 95% das restaurações ART de superfície única e de superfície múltipla em dentes permanentes são apresentados nas Tabelas 4 e 5. As taxas médias anuais de insucesso das restaurações ART de superfície única utilizando ionómeros de vidro de alta viscosidade em dentes permanentes durante os primeiros 3 e 5 anos foram de 5,0% e 4,0%, respetivamente. A taxa média anual de insucesso das restaurações ART de múltiplas superfícies utilizando ionómeros de vidro de alta viscosidade em dentes permanentes foi de 14% durante o primeiro ano. Não foi observado qualquer efeito de localização $(p > 0,05)$.

Overview of survival results (in percent) SE and 95% CI of single-surface ART restorations using high-viscosity glass ionomers in primary posterior teeth by location and year of survival

Authors	Location	Year of survival								
		1			2			3		
		Survival	SE	CI	Survival	SE	CI	Survival	SE	CI
Honkala et al. [73]	Clinic	99	2.0		91	4.0				
Taifour et al. [74]	Clinic	95	1.0		91	1.3		86	1.8	
Yip et al. [75] and Yu et al. [76][a]	Clinic	95	3.8		89	6.5				
Yip et al. [75] and Yu et al. [76][b]	Clinic	94	4.5		94	4.5				
Louw et al. [77]	School	96	2.3							
Luo et al. [78] and Lo et al. [79]	School	93	3.4		94	3.8				
Van Gemert et al. [17]	School							43	10.9	
Ersin et al. [80]	School	100	0.8							
Menezes et al. [34]	Clinic	82	7.3							
Yassen [81]	School	74	7.3							
Weighted mean score		95		91–98	93		91–94	66		13–99

SE erro padrão[lb] Mesmo estudo mas cimento de ionómero de vidro diferente

Quadro -1

Visão geral dos resultados de sobrevivência (em percentagem) SE e IC de 95% de restaurações ART de superfície única utilizando ionómeros de vidro de alta viscosidade em dentes posteriores decíduos, por localização e ano de sobrevivência

Overview of survival results (in percent) SE and 95% CI of multiple-surface ART restorations using high-viscosity glass ionomers in primary posterior teeth by location and year of survival

Authors	Location	Survival	SE	CI	Survival	SE	CI	Survival	SE	CI
		1			2			3		
Ersin et al. [80]	School	83	4.3		76	5.3				
Van Gemert et al. [17]	School							12	3.0	
Honkala et al. [73]	Clinic	100	6.5		83	11.5				
Taifour et al. [74]	Clinic	72	2.0		60	2.3		49	2.5	
Yip et al. [75] and Yu et al. [76][a]	Clinic	66	12.8		49	13.8				
Yip et al. [75] and Yu et al. [76][b]	Clinic	65	10.5		55	11.0				
Louw et al. [77]	School	73	3.8							
Luo et al. [78] and Lo et al. [79]	School	54	10.0		43	9.8				
Menezes et al. [34]	Clinic	31	10.8							
Weighted mean score		71		60-80	62		51-73	31		2-77

SE standard error

[a,b]Same study but different glass ionomer cement

Quadro 2

Visão geral dos resultados de sobrevivência (em percentagem) SE e IC de 95% de restaurações ART de múltiplas superfícies utilizando ionómeros de vidro de alta viscosidade em dentes posteriores decíduos, por localização e ano de sobrevivência

Overview of survival results (in percent) SE and 95% CI of single-surface ART restorations using high-viscosity glass ionomers in permanent posterior teeth by location and year of survival

Authors	Location	Survival	SE	CI	Survival	SE	CI	Survival	SE	CI	Survival	SE	CI	Survival	SE	CI	Survival	SE	CI
		1			2			3			4			5			6		
Cefaly et al. [14]	School	94	8.0																
Ercan et al. [16]	School	86	8.9		81	9.4													
Farag et al. [5]	Clinic	96	1.4											85	5.4				
PAMO [4]	School	90	0.9		83	1.3													
PAMO [4]	School	98	0.6		97	0.7													
PAMO [4]	School	96	1.2		94	1.4													
Van Gemert et al. [17]	Field							30	8.2										
Francken et al. [18]	School	99	0.8		94	1.8		88	2.0										
Zirapi et al. [92]	Clinic				93	4.3													
Lo et al. [83]	School	97	1.0		94	1.5		90	2.0		86	2.0		82	2.5		74	3.0	
Mo et al. [84]	Clinic				94	4.2													
Mikwilu et al. [85]	School	96	1.5																
Luo et al. [78] and Lo et al. [79]	School	96	2.3		96	2.3													
Rahimtoola et al. [19]	School	98	1.5		94	1.5		94	2.3										
Francken et al. [86]	Clinic	93	1.5		88	1.5		85	2.0		80	2.0		76	2.5		69	3.0	
Loh [2]	School	97	1.3		96	1.5		96	1.5		92	3.0							
Yip et al. [87] and Gao et al. [88]	Clinic	100	1.3		94	7.2													
Mickenautsch et al. [89]	Clinic	94	2.5																
Weighted mean scores		96		94-97	95		89-95	85		77-91	86		78-95	80		76-85	72		67-76

SE standard error

Quadro 3

Visão geral dos resultados de sobrevivência (em percentagem) SE e IC de 95% de restaurações ART de superfície única utilizando ionómeros de vidro de alta viscosidade em dentes posteriores permanentes, por localização e ano de sobrevivência

Overview of survival results (in percent) SE and 95% CI of
multiple-surface ART restorations using high-viscosity glass
ionomers in permanent posterior teeth by location and year of
survival

Authors	Location	Year of survival										
		1			2			3		4		5
		Survival	SE	CI	Survival	SE	CI	Survival	SE	Survival	SE	Survival	SE	CI
Cefaly et al. [14]	School	92	9.1										
Ercan et al. [26]	School	49	12.3		41	12.3							
Farag et al. [5]	School	97	3.3									77	9.0
Weighted mean scores		86		59–98	41		18–67					77		56–92

SE standard error

Quadro 4

Visão geral dos resultados de sobrevivência (em percentagem) SE e IC de 95% de restaurações ART multi-superfície utilizando ionómeros de vidro de alta viscosidade em dentes posteriores permanentes por localização e ano de sobrevivência

Selantes ART

As percentagens de sobrevivência, os erros padrão e os IC 95% dos selantes ART total e parcialmente retidos em dentes permanentes são apresentados na Tabela 6. A taxa média anual de insucesso dos selantes de ionómero de vidro de alta viscosidade completamente perdidos em dentes permanentes durante os primeiros 3 anos foi de 9,3%. As percentagens de sobrevivência e os IC 95% de fossas e fissuras livres de cárie em dentes permanentes previamente selados usando a técnica de dedo de pressão (ART) para ionómeros de vidro de alta viscosidade são apresentados na Tabela 7. A taxa média anual de incidência de cárie nos primeiros 3 anos, em fossas e fissuras previamente seladas com a técnica press-finger, foi de 1,0%. Não foi observado qualquer efeito de localização $(p > 0,05)$.

Overview of survival results (in percent) and 95% CI of partially
and fully retained ART glass-ionomer sealants using high-
viscosity glass ionomers in permanent dentitions by location and
year of survival

Authors	Location	Year of survival															
		1			2			3			4		5		6	
		Survival	SE	CI	Survival	SE	CI	Survival	SE	CI	Survival	±CI	Survival	±CI	Survival	±CI
Frencken et al. [18]	School	90	3.0		86	3.5		71	5.3							
Holmgren et al. (personal communication)	School	90	2.0		79	3.0		72	3.5		68	61–75	63	56–70	59	51–67
Vieira et al. [90]	School	42	6.6													
Weighted mean score		75		51–91	82		77–86	72		72–86	68	61–75	63	56–70	59	51–67

Quadro 5

Visão geral dos resultados de sobrevivência (em percentagem) e IC de 95% de selantes de ionómero de vidro ART parcial e totalmente retidos utilizando ionómeros de vidro de alta viscosidade em dentições permanentes por localização e ano de sobrevivência

Overview of survival results (in percent) and 95% CI of caries-free
sealed pits and fissures previously sealed using high-viscosity
glass-ionomer ART sealants in permanent dentitions by location
and year of survival

Authors	Location	Year of survival															
		1			2			3			4			5			6		
		Survival	SE	CI	Survival	SE	CI	Survival	SE	CI	Survival	SE	CI	Survival	SE	CI	Survival	SE	CI
Frencken et al. [18]	School	98	1.3		98	1.3		96	2.0											
Holmgren et al. (personal communication)	School	100	0.5		99	0.8		97	1.0		92	2.0		86	3.0		85	3.0	
Vieira et al. [90]	School	99	1.9																	
Beiruti et al. [31]	Clínic	100	0.0		100	0.0		98	1.1		95	1.6		94	1.9				
Weighted mean score		100		99–100	100		98–100	97		96–98	93		91–96	90		85–94	85		79–91

Quadro 6

Visão geral dos resultados de sobrevivência (em percentagem) e IC de 95% de fossas e fissuras seladas sem cáries, previamente seladas com selantes ART de ionómero de vidro de alta viscosidade em dentições permanentes, por localização e ano de sobrevivência

Resultados de sobrevivência das restaurações ART em 2005 e 2010

Os resultados de sobrevivência e IC 95% das restaurações ART utilizando ionómeros de vidro de alta viscosidade em dentes posteriores por tipo de restauração, ano de sobrevivência e ano da meta-análise são apresentados na Tabela_7. Não foram observadas diferenças estatisticamente significativas nas percentagens de sobrevivência das restaurações ART entre as meta-análises efectuadas em 2005 e 2010 ($p > 0{,}05$).

Survival results (in percent) and 95% CI of ART restorations using high-viscosity glass ionomers in posterior teeth by type of restoration, year of survival and year of meta-analysis

Type of ART restoration	Survival years	N pubs in meta-analysis, June 2005	Survival	95% CI	N pubs in meta-analysis, February 2010	Survival	95% CI
Single surface in primary teeth	1	7	95	94–97	9	95	91–98
	2	7	91	88–93	6	93	91–94
	3	1	86	83–90	2	66	13–99
Multiple surfaces in primary teeth	1	7	73	70–77	8	71	60–80
	2	6	59	55–64	6	62	51–73
	3	1	49	44–54	2	31	2–77
Single surface in permanent teeth	1	10	97	97–98	15	96	94–97
	2	10	94	92–95	13	93	89–95
	3	5	92	90–93	6	85	77–91
	4	3	85	82–87	3	86	78–93
	5	1	79	76–83	3	80	76–83
	6	2	72	67–76	2	72	67–76
Multiple surfaces in permanent teeth	1	0			3	86	59–98
	2	0			1	41	18–67
	3	0			0		
	4	0			0		
	5	0			1	77	56–91

Y pubs número de publicações

Quadro -7

Resultados de sobrevivência (em percentagem) e IC 95% de restaurações ART utilizando ionómeros de vidro de alta viscosidade em dentes posteriores por tipo de restauração, ano de sobrevivência e ano de meta-análise Em conclusão, a revisão sistemática com meta-análise mostrou elevadas taxas de sobrevivência para restaurações ART de superfície única utilizando ionómeros de vidro de alta viscosidade em dentes decíduos e permanentes ao longo de 2 e 5 anos, respetivamente. As taxas de sobrevivência a curto prazo das restaurações ART de múltiplas superfícies utilizando ionómeros de vidro de alta viscosidade foram baixas para os dentes decíduos aos 2 anos e o número de estudos deste tipo para os dentes permanentes foi baixo. As taxas de sobrevivência e o efeito preventivo de lesões na dentina, em particular, dos selantes ART de ionómero de vidro de alta viscosidade aos 3 anos foram elevados, indicando que estes são alternativas eficazes aos selantes à base de resina tradicionalmente utilizados. As taxas de sobrevivência apresentadas para os selantes ART e restaurações ART corroboram os resultados da primeira meta-análise de 2005 sobre o ART e confirmam que a abordagem ART é uma opção eficaz baseada em evidências para a gestão da cárie dentária.[36]

14. RESTAURO E FRACASSO DA ARTE

O sucesso das restaurações dentárias realizadas de acordo com os princípios da abordagem do Tratamento Restaurador Atraumático (ART) depende de vários factores clínicos. As falhas mais comuns, devido a estes factores, são:

- Perda parcial de material

-Perda total de material

-Cáries relacionadas com a margem de restauração

-Desgaste do material > 0,5 mm

Em contraste com outros insucessos do ART, a ocorrência de insucessos relacionados com cáries contínuas tem vindo a diminuir de forma constante devido a melhorias nos materiais de restauração e nas competências dos operadores[37]. As falhas do ART podem ocorrer em combinação ou levar umas às outras, por exemplo, a perda de material pode promover a ocorrência de cáries secundárias, ou defeitos parciais podem levar a uma sensibilidade completa[38]. A escavação manual, como forma mecânica de remoção selectiva de cáries, é capaz de remover a maior parte da dentina infetada. No entanto, a investigação mostra que as bactérias permanecem presentes após a escavação manual completa dentro dos túbulos da dentina afetada. O potencial risco de cárie devido às bactérias remanescentes pode ser controlado com sucesso através da redução da atividade bacteriana e da remineralização. A atividade da cárie pode ser reduzida através da privação eficaz de nutrientes, selando a cavidade com materiais de preenchimento que se ligam quimicamente às paredes da cavidade e que ajudam a remineralização da dentina afetada através da libertação prolongada de flúor e minerais. Os materiais de eleição actuais são os cimentos de ionómero de vidro de alta resistência (GIC)[37]. Assim, a perda de material de enchimento de GIC resultaria também na perda de factores de retenção de cáries. Por conseguinte, uma boa ligação química entre o material e o tecido dentário parece ser importante para o sucesso das restaurações ART. Os factores clínicos responsáveis pelos insucessos do ART são

1. Factores materiais

2. Factores do operador

3. Factores técnicos

Factores materiais

Os factores materiais estão diretamente relacionados com as propriedades do material (CIV), tais como a resistência física, a taxa de fluxo e a consistência do material. Com o desenvolvimento de novos cimentos de ionómero de vidro de alta resistência, as propriedades físicas foram melhoradas. No entanto, a resistência do CIV continua a ser inferior à dos materiais de restauração tradicionais, nomeadamente a amálgama e a resina composta. A taxa de fluxo do CIV está diretamente relacionada com a adaptabilidade à superfície da cavidade. A melhoria da taxa de fluxo do GIC pode reduzir a formação de vazios. Para além disso, a formação de pequenos vazios (diâmetro < 0,1 mm) dentro da restauração pode depender do tipo de mistura de material, cápsula ou mistura manual. A mistura manual é dependente do operador e, portanto, pode incorporar mais ar preso do que a mistura em cápsula. Um grande número de vazios pode enfraquecer o material e torná-lo propenso a um maior desgaste e perda de material nas margens da restauração[39.]

Factores do operador

Os factores do operador estão relacionados com falhas causadas por um desempenho insuficiente do operador, particularmente nas áreas de indicação clínica incorrecta, remoção de cáries, controlo de humidade, condicionamento da cavidade, mistura de material (mistura manual) e inserção de material[37] . As decisões do operador que levam à aplicação incorrecta do ART em condições clínicas não favoráveis ao ART podem resultar numa restauração demasiado grande, com exposição constante a forças mastigatórias, excedendo a resistência do GIC. Em combinação com a resistência física limitada do CIV (fator material), isto pode levar à fratura da restauração e à subsequente perda de material de restauração. A remoção insuficiente da dentina infetada, particularmente na circunferência da cavidade, pode causar uma ligação química reduzida entre o tecido dentário e o material, uma contagem mais elevada de bactérias residuais e o acesso dessas bactérias aos substratos através da ocorrência de fugas com subsequente progressão da cárie. O acondicionamento insuficiente da cavidade, bem como a contaminação da cavidade preparada com saliva devido a um controlo insuficiente da humidade, favorece a retenção de uma camada de esfregaço ligada ao tecido dentário. Esta camada de esfregaço compromete o processo de ligação química do GIC às paredes da cavidade. Uma fraca força de ligação causa uma maior probabilidade de perda de material. Em contraste, a redução da camada de smear layer através de um condicionamento eficaz da dentina utilizando um ácido poliacrílico (PAA) a 10% durante 10-15 segundos melhora a força de ligação entre o material e o tecido dentário. A consistência correcta do material é vital para a retenção eficaz do material e para a resistência física. Uma mistura demasiado seca tem uma força de adesão limitada, uma mistura demasiado húmida reduz a resistência ao desgaste e a resistência à compressão. Além disso, o GIC tem de ser inserido na cavidade em incrementos e condensado. A inserção incorrecta e/ou a condensação provocam o aprisionamento de ar, reduzindo a resistência física da restauração[38] . Um estudo, que mede o desempenho do operador em relação ao nível de prevenção de vazios, mostrou que é necessária formação inicial. Também foi demonstrado que, após a formação, os níveis de experiência são menos importantes do que a diligência do operador durante o procedimento de ART [39,40]

Factores técnicos

A escavação manual e a técnica do dedo em riste são ambos componentes exclusivos do protocolo clínico do ART37. A escavação manual causa fracturas no esmalte e irregularidades na indentação. Ambas se manifestam como desafios a uma boa adaptação do GIC marginal, importante para a resistência de ligação efectiva do material às paredes da cavidade. Para além disso, a técnica do dedo de pressão causa uma superfície de restauração rugosa com margens irregulares, apoiando a potencial retenção de placa bacteriana e bactérias. Contudo, as forças oclusais auto-alisadoras e a ação antibacteriana do GIC podem contrariar este efeito negativo[40.]

Prevenção e gestão de falhas

A prevenção e a gestão das falhas do ART incluem a ênfase na indicação clínica correcta e na reparação de restaurações falhadas. Uma nova classificação de cáries pode fornecer orientação para a indicação clínica. A classificação combina o local e o tamanho de uma lesão, o que se reflecte num sistema de codificação dupla e é expressa sob a forma de uma grelha (Tabela 1)6,7. A classificação dos locais segue as três áreas de superfície em que a cárie ocorre.

- Local 1: fossas e fissuras (superfícies oclusais e outras superfícies lisas dos dentes)

- Local 2: Local 2: área de contacto entre dois dentes adjacentes

- Local 3: zona cervical em contacto com os tecidos gengivais

A classificação do tamanho segue quatro estágios da lesão cariosa

Quadro 8 - Classificação das novas cáries / resumo das classes

Site/Size	0	1	2	3	4
1	1.0	1.1	1.2	1.3	1.4
2	2.0	2.1	2.2	2.3	2.4
3	3.0	3.1	3.2	3.3	3.4

Tamanho 0: lesão cariosa sem cavitação e que pode ser remineralizada

- Tamanho 1: cavitação pequena - um pouco além da cicatrização através da remineralização

- Tamanho 2: cavidade moderada não alargada às cúspides

- Tamanho 3: cavidade alargada, com pelo menos uma cúspide minada e que necessita de proteção contra a carga oclusal

- Tamanho 4: cavidade extensa, com pelo menos uma cúspide ou bordo incisal perdido

Estudos clínicos sobre as taxas de sucesso das obturações ART mostram um maior sucesso relacionado com a restauração de uma superfície, sem qualquer contacto oclusal ou proximal com dentes antagonistas ou vizinhos (Local 1 / Tamanho 1 e

2), particularmente na dentição permanente. A gestão dos insucessos do ART segue os princípios da reparação da restauração em vez da sua substituição. A Tabela 2 fornece uma visão geral de como reparar restaurações ART falhadas [41]

Tabela -9 Gestão da falha do TARV

Insucesso da TAR	Gestão
Desgaste do material > 0,5 mm	Limpeza da superfície do GIC, aplicação de um condicionador de dentina Colocação de uma nova camada de GIC
Perda parcial de material	Limpeza da superfície da fratura, aplicação de um condicionador de dentina Colocação de uma nova camada de GIC
Perda total de material	Limpeza da superfície da cavidade, aplicação de um condicionador de dentina Colocação de uma nova camada de GIC
Cáries relacionadas com a margem da restauração	Remoção de cáries com escavadora manual Limpeza da superfície do GIC Aplicação de condicionador de dentina Colocação da nova camada de GIC

15. REVISÃO DA LITERATURA

Weerasak Putthasri (1998)[43] Realizou este estudo para avaliar se o ART ainda era rentável quando a nova geração de material adesivo alterou a taxa de sucesso Verificou-se que a TAR continuaria a ter um rácio custo-eficácia favorável se a taxa de sucesso do preenchimento da TAR fosse superior a 76% ou se o custo material da TAR não aumentasse mais de 150%.

Concluiu-se, com base neste estudo, que o ART ainda era adequado para o regime preventivo, especialmente quando foram desenvolvidos novos ionómeros de vidro com maior retenção e menor erosão superficial para o ART

P. K. MALLOW, C. S. DURWARD & M. KLAIPO (1998)[44] realizaram um estudo para estimar a longevidade das restaurações Fuji II GIC ART colocadas em dentes permanentes por estudantes de enfermagem dentária em condições de campo no Camboja rural.

53 indivíduos com idades compreendidas entre os 12 e os 17 anos que tinham cáries dentárias foram seleccionados para participar. Os indivíduos foram distribuídos aleatoriamente por um estudante de enfermagem dentária para a preparação da cavidade e colocação de restaurações ART (sem condicionamento da cavidade). Tratou-se de um ensaio clínico de campo e foi realizado numa escola secundária na zona rural do Camboja.

Verificou-se que 92,1% das lesões cariosas necessitavam de restaurações de classe I ou classe V, sendo que 85,4% estavam nos molares inferiores. 89 dentes foram restaurados. As restaurações foram avaliadas por um dentista de acordo com critérios padronizados. 76,3% das restaurações foram consideradas bem sucedidas ao fim de 1 ano, e 57,9% ao fim de 3 anos.

Concluiu-se que os factores que podem ter afetado as taxas de sucesso incluem: o material utilizado, factores técnicos, falha no condicionamento da cavidade antes da restauração e a experiência dos operadores. Os resultados sugerem que as restaurações ART em dentes permanentes utilizando Fuji II GIC são apenas moderadamente bem sucedidas após 3 anos...

Frencken JE, Holmgren CJ (1999)[45] efectuaram um estudo que sublinhava que o ART se baseia num conceito sólido de gestão da cárie.

Uma grande parte das lesões de dentina nos dentes permanentes pode ser tratada usando a abordagem ART. Apenas um estudo relatou o uso de restaurações ART na dentição decídua. Concluiu-se que: uma proporção muito grande de lesões de dentina nos dentes permanentes pode ser tratada utilizando a abordagem ART; a taxa de sobrevivência a 3 anos das restaurações ART de uma superfície colocadas mais recentemente em dentes permanentes foi superior à das restaurações ART colocadas no início; a sobrevivência das restaurações ART de uma superfície na dentição permanente com ionómeros de vidro mais recentes é comparável à das restaurações convencionais de uma superfície colocadas com amálgama num cenário comparável após 3 anos; são necessários mais estudos de maior duração para confirmar estes resultados;

Foi sugerido que o ART deve ser considerado como uma modalidade de tratamento da cárie que beneficia as pessoas; e é necessário organizar cursos de formação antes de a abordagem ser aplicada na clínica.

Holmgren CJ, Edward CM, Deyu Hu e Huchun Wan (2000)[46] realizaram este estudo para avaliar se as restaurações e selantes ART podiam ser fornecidos a crianças num ambiente escolar na China.

Foi colocado um total de 294 restaurações ART em 197 crianças e 197 selantes de fissuras em 140 crianças por cinco dentistas de nível médio em quatro escolas secundárias dyan sichaun China, o material de restauração utilizado foi o cimento de ionómero de vidro de alta resistência e os mesmos dentistas avaliaram as restaurações após um ano e após três anos um examinador externo independente avaliou as restaurações utilizando os critérios USPHS.

Verificou-se que a maior parte das crianças não referiu desconforto durante o tratamento e 92% estavam dispostas a fazer novamente o ART. As taxas de sobrevivência a 1 ano e a 3 anos das restaurações de classe 1 foram de 99% e

92%, respetivamente.

Concluiu-se do presente estudo que as taxas de sobrevivência de 3 anos da restauração eram elevadas, mas estavam relacionadas com o tamanho e o tipo de restauração. A abordagem ART foi considerada eficaz, apropriada e aceitável. Uma vez que a abordagem não depende de equipamento dentário dispendioso e sofisticado, os autores observaram que a adoção desta abordagem em programas dentários de proximidade no ambiente escolar ajudaria a melhorar o acesso das crianças aos cuidados dentários.

E C M Lo e C J Holemgram (2001)[47] Realizaram um estudo para fornecer restaurações ART a crianças em idade pré-escolar no sul da China em condições de campo, utilizando materiais de restauração de ionómero de vidro de elevada resistência e para avaliar numa base longitudinal as restaurações ART colocadas e também para verificar a aceitabilidade do material de restauração de ionómero de vidro de elevada resistência em crianças em idade pré-escolar no sul da China

Foram colocadas 170 restaurações em 95 crianças com idades entre os 5,1 e os 0,7 anos, utilizando procedimentos ART padrão. Após a realização do tratamento, o comportamento das crianças foi classificado nas seguintes categorias: cooperante sem problemas, ligeiramente não cooperante, mas o tratamento foi concluído com êxito, não cooperante, em que o tratamento não pôde ser realizado e os instrumentos manuais e as restaurações foram avaliados de seis em seis meses por examinadores independentes calibrados

Verificou-se que 93 % das crianças referiram não sentir dor e 86 % estavam prontas para receber novamente o tratamento antirretroviral. As taxas de sobrevivência de 12-30 meses para a classe I foram de 91 %, para a classe II de 75 % e para a classe V de 79 %.

Concluiu-se que a abordagem ART é aceitável para as crianças chinesas em idade pré-escolar no que respeita à prestação de cuidados dentários restauradores fora do contexto clínico tradicional. A taxa de sucesso foi elevada para as restaurações de classe I e V em dentes decíduos, modesta para a classe II e baixa para as restaurações de classe III e IV

Lûcia Coelho Garcia Pereira, Margareth Calvo Pessutti Nunes, Regina Guenka Palma Dibb, John M. Power , Jean-François Roulet, Maria Fidela de Lima Navarro (2001)[48] realizaram este estudo para avaliar as propriedades mecânicas e a resistência de união dos cimentos de ionómero de vidro (CIV) e dos CIV modificados por resina (RM-CIG) que são indicados como materiais de restauração para a técnica do Tratamento Restaurador Atraumático (ART).

Foram feitos quinze espécimes de disco para o teste de resistência à tração diametral (DTS) e quinze espécimes cilíndricos para o teste de resistência à compressão (CS) de cada GIC: Ketac-Fil, Ketac- Molar (ESPE), Fuji IX e Fuji PLUS (GC). Quarenta molares humanos foram seccionados e embutidos em resina com as superfícies vestibular ou lingual expostas para o teste de resistência de união à tração (TBS). A superfície foi polida até se obter uma área achatada de esmalte ou dentina. Após o condicionamento, foram preparados cones truncados invertidos de GICs nas superfícies planas dos dentes. O rácio pó:líquido do Fuji PLUS foi ajustado para fins de restauração. Antes do teste, os espécimes foram armazenados durante 24 h (teste TBS) e durante 1 h, 24 h e 7 dias (testes CS e DTS) em água desionizada a 37°C. De seguida, foram carregados a uma velocidade de cruzeta de 1,0 mm/min para os testes CS e 0,5 mm/min para os testes DTS e TBS até ocorrer a falha. Os dados foram submetidos a ANOVA de duas vias com um nível de significância de 0,05, seguido de um teste de Tukey-Kramer para comparações múltiplas.

Os resultados mostraram que os valores médios de CS variaram de 90,27 a 170,73 MPa e as médias de DTS de 6,21 a 22,32 Mpa , com períodos de teste de 1 h a 7 dias. As médias do TBS variaram de 4,90 a 11,36 MPa e de 2,52 a 5,55 MPa no esmalte e na dentina, respetivamente. Não foram encontradas diferenças entre os materiais com o teste CS, exceto a 1 hora.

Concluiu-se do estudo que o CIV modificado com resina (RM-GIC) apresentou o DTS mais elevado, sem alterações entre os períodos de teste, e o TBS mais elevado tanto para o esmalte como para a dentina. Isto sugere que, entre os CIVs testados, o CIV-RM apresentou valores mais elevados de DTS e TBS.

Hak-Kong YIP, Roger J. Smales, Chang Yu, Xu-Jun GAO, V Dong-Mei Deng, (2002)[49] realizou um estudo para comparar as taxas de sucesso de restaurações de cimento de ionómero de vidro colocadas com a abordagem de tratamento restaurador atraumático e métodos convencionais de preparação da cavidade.

Dois cimentos de ionómero de vidro convencionais encapsulados, de alta resistência e estéticos foram colocados em 82 tratamentos de restauração atraumáticos de Classe I e 53 de Classe II e em preparações de cavidades convencionais, e uma liga de amálgama encapsulada foi colocada em 32 preparações convencionais de Classe I, em molares primários vitais de 60 crianças chinesas com idades compreendidas entre os 7 e os 9 anos.

Os resultados revelaram que as preparações para tratamento restaurador atraumático, efectuadas apenas com instrumentos manuais, demoraram cerca de 50% mais tempo a concluir do que as preparações efectuadas com instrumentação rotativa convencional. Após 1 ano, não se registaram falhas de amálgama. Para as restaurações de cimento de ionómero de vidro, quando foi utilizado o método de tratamento restaurador atraumático, foram encontradas taxas de sobrevivência significativamente melhores para os preparos cavitários de Classe I (92,9%) do que para os de Classe II (64,7%). Também se registou uma forte tendência para taxas de sobrevivência relativamente melhores para o método de preparação de cavidades convencional (86,7%) do que para o método de tratamento restaurador atraumático (64,7%) para preparações de cavidades de Classe II. No entanto, tanto o tratamento restaurador atraumático como os métodos convencionais pareceram igualmente eficazes para os preparos de Classe I.

Assim, o presente estudo concluiu que, num contexto clínico, a utilização de instrumentos manuais de tratamento restaurador atraumático para a preparação de cavidades consome mais tempo e que o método pode também proporcionar menor retenção mecânica e/ou volume de cimento de ionómero de vidro para algumas preparações de Classe I em molares primários do que a utilização de instrumentos rotativos convencionais.

Wei GAO, Dong Peng, Roger J Smales , Kevin H K , (2003)[50] realizou um estudo para avaliar dois cimentos de ionómero de vidro colocados nas superfícies oclusais de dentes molares permanentes, utilizando dois métodos de preparação de cavidades.

Três dentistas colocaram 149 restaurações em 68 pacientes numa clínica hospitalar e foram utilizados o tratamento restaurador Atraumalic ou métodos convencionais de preparação da cavidade para dois cimentos de ionómero de vidro convencionais encapsulados e de alta resistência: Fuji IX GP e Ketac-Molar. Foi utilizada uma liga de amálgama não gama 2 em preparações convencionais para comparação.

O estudo mostrou que os procedimentos de restauração decorreram sem problemas, mas os preparos cavitários efectuados com instrumentos manuais de tratamento restaurador atraumático demoraram aproximadamente o dobro do tempo da instrumentação rotativa convencional. Após 30 meses, apenas uma restauração de cimento de ionómero de vidro tinha falhado. Ambos os cimentos de ionómero de vidro mostraram elevadas perdas precoces de material selante, mas não foram detectadas cáries nas fissuras expostas. Ambos os cimentos de ionómero de vidro também mostraram um desgaste relativamente elevado da restauração. Os resultados revelaram que, aos 30 meses, o desgaste oclusal líquido acumulado médio foi de 119 >12 mm para o Fuji IX GP e 96 >13 mm para o Keto-Molar; a diferença não foi estatisticamente significativa. A correspondência de cores melhorou significativamente aos 6 meses: não houve diferença significativa na correspondência de cores entre os dois cimentos de ionómero de vidro aos 12 meses. As restaurações de amálgama apresentavam pequenas manchas na superfície e discrepâncias marginais que aumentaram com o tempo. Concluiu-se com este estudo que as restaurações oclusais tiveram um desempenho satisfatório durante períodos de até 30 meses. **Carvalho C.K.S. & Bezerra A C B.(2003)[51]** realizaram um estudo para avaliar a presença de estreptococos mutans (EM) na saliva após o uso da técnica de tratamento restaurador atraumático (ART).

Dezasseis crianças de 5-7 anos de idade foram submetidas a restaurações utilizando a técnica ART e empregando o cimento de ionómero de vidro FUJI IX como material de restauração. O tecido cariado foi escavado manualmente sem anestesia local, com o cuidado de evitar desconforto. A saliva foi recolhida para avaliação microbiológica utilizando o Kit Caritest MS antes do tratamento, uma semana, quatro semanas e um ano após a utilização do ART. O procedimento de recolha de saliva, incubação, armazenamento e leitura comparativa das contagens de MS seguiu as instruções do fabricante. Os dados foram analisados estatisticamente, utilizando testes não paramétricos (Wilcoxon Signed Ranks e Sign Test) com um nível de significância de 0-05.

Os resultados mostraram uma redução significativa dos níveis de MS na saliva quando se comparam os resultados antes do tratamento com os obtidos numa semana.

Concluiu-se que os resultados deste estudo mostram que a técnica ART se revelou satisfatória e parece ter produzido uma redução significativa e sustentada dos níveis de EM.

E. Honkala , J. Behbehani , H. Ibricevic . E. Kerosuo & G. AL-Jame (2003)[52] Realizou um estudo para avaliar a viabilidade da abordagem do Tratamento Restaurador Atraumático (ART) em dentes decíduos e para comparar a abordagem ART com as restaurações de amálgama tradicionais em molares decíduos Este estudo foi realizado numa clínica de dentisteria pediátrica no Kuwait entre abril de 1999 e dezembro de 2001. As restaurações ART e de amálgama foram colocadas aleatoriamente em pares comparáveis de molares primários, se disponíveis. Para além disso, a abordagem ART foi utilizada noutros dentes decíduos que não tinham envolvimento pulpar e não sentiam dor antes do tratamento. As restaurações foram avaliadas tanto pelos critérios de avaliação do ART como pelos critérios da USPHS em agosto-setembro de 2000 e em agosto-dezembro de 2001. O período médio de acompanhamento das restaurações foi de 8-3 meses na primeira avaliação (2000) e 22 meses na segunda avaliação (2001). A avaliação foi possível para 35 crianças (idade média = 5-7 anos), 18 das quais tinham pares comparáveis (n = 35 pares) de restaurações nos seus molares primários. Para além disso, 48 outras restaurações ART foram avaliadas em 2000 e 42 em 2001.

Verificou-se que, num acompanhamento de 2 anos, 89-6% de todas as restaurações ART foram consideradas bem sucedidas. A taxa de insucesso dos pares comparáveis de restaurações ART e de amálgama foi de 5-7%. Não se registou uma diferença significativa na taxa de sucesso entre as técnicas ART e de amálgama

Concluiu-se que este estudo parece ter uma elevada taxa de sucesso, indicando a adequação do ART em dentes decíduos.

C. S. Toi, M. Bo necker , P. E. Cleaton-Jones (2003)[53] realizaram este estudo com o objetivo de determinar a eficácia do ART na remoção de tecido cariado, investigando o número de estreptococos mutans e lactobacilos, com ênfase na prevalência de estirpes de Streptococcus mutans e Streptococcus sobrinus antes e depois do tratamento ART da cárie dentária.

Foram recolhidas duas amostras microbiológicas. A primeira amostra foi removida do centro da lesão cariosa na junção esmalte-dentina, e a segunda foi recolhida do centro da parede dura da cavidade acima da polpa, depois de a dentina mole infetada ter sido removida manualmente. Um total de 71 isolados de estreptococos mutans de 31 crianças e 40 dentes cariados foram subcultivados, caracterizados bioquimicamente e genotipados pela reação em cadeia da polimerase com primers arbitrários (AP-PCR).

Verificou-se no presente estudo que houve uma diminuição significativa no TVC (P<0,0001), estreptococos mutans (P<0,0001) e lactobacilos (P¼0.0002) após o preparo cavitário. A AP-PCR identificou S.

mutans que eram indetectáveis durante a biotipagem, e dividiu os isolados clínicos em dois grupos principais. No total, 63% (45/71) dos isolados das lesões cariosas incluíam estirpes de S. mutans. Após a preparação da cavidade, este valor foi reduzido para 35% (25/71), dos quais 30% (21/71) eram estirpes de S. mutans e os restantes 6% (4/71) estirpes de S. sobrinus. O número de estirpes de estreptococos mutans estava abaixo dos níveis detectáveis em 19 das cavidades preparadas.

Concluiu-se que a diminuição significativa de bactérias após a preparação manual da cavidade demonstra a fiabilidade de uma técnica padronizada de ART, mas a presença de estirpes de S. mutans mostra que a eficácia do procedimento de ART pode variar durante o tratamento e entre dentistas.

Evelise Machado de Souza, Daniela Francisca, Gigo Cefaly , V Raquel Sano , Suga Terada, Cinthia Camargo, Rodrigues V, Maria Fidela ,de

Lima Navarro (2003)[54] realizou um estudo para descobrir o desempenho de dois cimentos de ionómero de vidro diferentes utilizando a técnica de Tratamento Restaurador Atraumático (ART) em dentes permanentes.

Neste estudo, um total de 473 restaurações ART foram colocadas em 208 crianças em idade escolar (7-12 anos de idade) por dois operadores previamente treinados, utilizando cimentos de ionómero de vidro de alta densidade e modificados por resina. Todas as restaurações foram fotografadas no início do estudo e os pacientes foram questionados sobre a sensibilidade pós-operatória. Após um período de 8 meses, 193 pacientes estavam presentes após a reavaliação e 428 restaurações foram avaliadas e fotografadas e dois examinadores independentes efectuaram a avaliação

Verificou-se que a taxa de sucesso de 86,2% para restaurações oclusais com Fuji IX e 88,4% para as restaurações com Fuji Plus, um total de 86,7% das restaurações aproximadas com FUJI Plus também foram consideradas bem sucedidas após 8 meses. Não foi encontrada qualquer associação entre os materiais e o desempenho clínico das restaurações ART em cavidades de classe I.

Concluiu-se que o tipo de material restaurador não influenciou as taxas de sucesso ou insucesso em cavidades de classe I durante este período, o Fuji IX mostrou um desempenho promissor para restaurações ART oclusais e o Fuji Plus é também um material promissor para restaurações ART oclusais e aproximais.

J.E. Frencken, M.A. van 't Hof , W.E. van Amerongen , e C.J. Holmgren (2004)[55] realizaram o estudo para estimar a eficácia da restauração ART de superfície única na dentição permanente.

Neste estudo, a literatura foi feita a partir de estudos anteriores realizados ao longo dos últimos anos, tem havido um aumento no número de estudos que relatam vários aspectos da abordagem do Tratamento Restaurador Atraumático (ART). Cinco ensaios clínicos randomizados nos quais as restaurações ART com ionómeros de vidro foram comparadas com restaurações de amálgama em dentes permanentes durante um período máximo de 3 anos constituíram a base de dados. Esta meta-análise dividiu as publicações em estudos "iniciais" (1987-1992) e "tardios" (1995-) com base em melhorias na abordagem.

A análise mostrou que, nos estudos "iniciais", as restaurações de amálgama de superfície única sobreviveram estatisticamente mais tempo do que as restaurações ART comparáveis após 1, 2 e 3 anos. Esta tendência não se manteve no grupo de estudos tardios;

Concluiu-se que não havia diferença estatisticamente significativa entre os dois tipos de restaurações. Com base nos dados disponíveis, parece não haver diferença nos resultados de sobrevivência entre as restaurações ART de superfície única e as restaurações de amálgama em dentes permanentes durante os primeiros 3 anos

F. J. T Burke, S. McHugh, L. Shaw, M-T Hosey, L. Macpherson, S. Delargy e B. Dopheide (2005)[56] realizaram este estudo para determinar os materiais e as técnicas utilizadas por um grupo de PIBs do Reino Unido para tratar cáries em dentes decíduos.

Um questionário, concebido para determinar a utilização de materiais e técnicas na restauração de cáries em dentes decíduos, foi distribuído a 600 PIBs na Escócia e Inglaterra, com uma carta explicativa e um envelope de resposta pago. O questionário incluía ilustrações a cores de duas cavidades cariosas em dentes molares decíduos e um pedido para que os inquiridos desenhassem o contorno da cavidade que utilizariam nas ilustrações. Os contornos das cavidades foram avaliados de forma independente por dois examinadores. Todos os outros dados foram recolhidos e analisados

Verificou-se que foram recebidas 390 respostas utilizáveis, o que corresponde a uma taxa de resposta de 65%. Dos inquiridos, 99% tratavam pacientes infantis e 42% dos inquiridos tinham conhecimento do ART. Para o tratamento de uma pequena cavidade de Classe II, 37% desenharam um contorno da cavidade sem extensão para além da remoção de cáries e a maioria sugeriu a utilização de um material adesivo (51% ionómero de vidro, 13% compómero). Para a preparação da cavidade, 47% dos inquiridos utilizaram uma broca, 10% uma escavadora e 41% utilizaram ambas. Para o tratamento de uma grande cavidade ocluso-lingual, mais uma vez a maioria utilizou uma técnica adesiva (44% de ionómero de vidro, 12% de compómero) para a sua restauração, enquanto 50% utilizaram uma broca, 7% uma escavadora e 42% utilizaram ambas para a preparação da cavidade.

Concluiu-se que a maioria dos inquiridos utilizava materiais adesivos para a restauração de cáries em molares primários, mas, apesar de 42% dos inquiridos afirmarem que tinham conhecimento do tratamento, o "verdadeiro" ART foi adotado por menos de 10% dos inquiridos

B. Czarnecka, H. Limanowska Shaw, J. W. Nicholson,[57] **(2006)** realizaram este estudo para avaliar o efeito da preparação da cavidade utilizando instrumentos manuais e instrumentos rotativos convencionais na adesão de cimentos de ionómero de vidro a dentes anteriormente cariados.

Neste estudo, 2 grupos experimentais (12 dentes com cárie primária) foram removidos e as cavidades foram preparadas com instrumentos manuais de acordo com a técnica de tratamento restaurador atraumático (ART) ou com instrumentos rotativos convencionais. No grupo de controlo (12 dentes sem cáries), as cavidades de Classe 1 foram preparadas com instrumentos convencionais. As cavidades em todos os dentes foram restauradas com um dos cimentos de ionómero de vidro comerciais concebidos para utilização com a técnica ART, Fuji IX (GC) ou Ketac Molar (3M Espe). Após 21 dias de armazenamento em soro fisiológico a 37°C, 3 $400\text{-}\mu m$ fatias de cada dente foram coradas utilizando o método de Mallory e avaliadas utilizando um microscópio de transmissão de luz.

Verificou-se que, em todas as amostras, foi observada uma região de interação entre o cimento e a dentina e o esmalte. No entanto, a interface nos dentes dos quais a cárie foi removida era diferente da do grupo de controlo. Todos os dentes foram corados com a coloração de Mallory, mas apenas os dentes cariados apresentaram coloração. Não foram encontradas diferenças na intensidade da cor ou na aparência entre as[the] técnicas de preparação da cavidade.

Concluiu-se com este estudo que a ocorrência de cárie num dente altera o comportamento de adesão dos ionómeros de vidro a esse dente. O método de remoção da cárie (ART ou preparação convencional) não influencia a qualidade da interface entre o ionómero de vidro e a dentina ou o esmalte

E.C.M. Lo, Y. Luo, H.P. Tan, J.E. Dyson, e E.F. Corbet (2006)[58] Realizou um estudo para investigar a eficácia da utilização da abordagem ART no tratamento de cáries radiculares em idosos que vivem em lares residenciais e de terceira idade.

Neste estudo, as lesões de cárie da superfície radicular em 103 idosos institucionalizados em Hong Kong foram tratadas aleatoriamente: (1) pela abordagem convencional - cáries removidas com brocas dentárias e a cavidade preenchida com ionómero de vidro modificado por resina fotopolimerizável; ou (2) pela abordagem ART - cáries removidas com instrumentos manuais e a cavidade preenchida com ionómero de vidro de alta resistência quimicamente polimerizável. No total, foram colocadas 84 restaurações convencionais e 78 restaurações ART.

Após 12 meses de avaliação, verificou-se que 63 restaurações convencionais e 59 restaurações ART foram revistas, e as respectivas taxas de sobrevivência aos 12 meses foram de 91,7% e 87,0% (p > 0,05).

Concluiu-se que as taxas de sobrevivência de ambos os tipos de restaurações radiculares eram elevadas e semelhantes.

Janaina Pereira, De Lucena Menezes, Aronita Rosenblatt, Eliane Medeiros, (2006)[59] realizaram este estudo para avaliar a técnica restauradora Atraumática no tratamento de cáries em molares decíduos.

Foram seleccionados como amostra do estudo 245 molares decíduos cariados, afectando 110 pacientes com idades compreendidas entre os 4 e os 6 anos. As restaurações dentárias foram avaliadas aos 6 e 12 meses de seguimento. Os grupos experimentais e os grupos de controlo foram estabelecidos de acordo com a superfície dentária a ser tratada e a marca do cimento restaurador utilizado e foram seleccionados por métodos aleatórios e duplamente cegos

Verificou-se que os dentes restaurados com Vidrion R (SS White) numa única superfície dentária tiveram sucesso em 87% dos casos avaliados aos 6 meses e em 63% aos 12 meses. Os dentes restaurados com Ketac-Molar numa só superfície obtiveram uma taxa de sucesso de 95% aos 6 meses e 82% aos 12 meses. Não foi evidenciada nenhuma cárie recorrente ou infeção pulpar. A análise de regressão logística demonstrou que os dentes com cáries restritas à superfície oclusal em dentina esclerótica apresentaram a melhor adesão ao material restaurador.

Concluiu-se que as restaurações com Ketac-Molar tiveram um melhor desempenho clínico do que as restaurações com Vidrion R.

Edward C. M. et al (2007)[60] efectuaram um estudo para avaliar o desempenho clínico de restaurações de tratamento restaurador atraumático (ART) colocadas em crianças em idade escolar na China durante um período de 6 anos.

Foram colocadas 294 restaurações ART em 197 crianças com 12-13 anos de idade por cinco dentistas assistentes em quatro escolas. Foram utilizados procedimentos e instrumentos ART padrão combinados com um material de restauração de ionómero de vidro de alta resistência. Um examinador avaliou as restaurações anualmente utilizando os critérios ART, enquanto que aos 5 anos um examinador externo independente utilizou os critérios do Serviço de Saúde Pública dos EUA (USPHS). Cinquenta e oito por cento das restaurações foram seguidas durante 6 anos. No exame de avaliação aos 6 anos, 76% e 59% das restaurações pequenas e grandes, respetivamente, estavam presentes e não apresentavam desgaste ou defeitos importantes (P < 0,01). Foram obtidos resultados semelhantes quando se utilizaram os critérios USPHS.

Os resultados de uma análise de sobrevivência multinível mostraram que a correlação entre a falha da restauração e o operador foi pequena, mas a falha das restaurações colocadas na mesma criança foi substancial. O desgaste líquido das restaurações pequenas e grandes após 6 anos foi de 176 e 172 lm, respetivamente (P > 0,05). A taxa de sobrevivência aos 6 anos das restaurações ART de classe I neste estudo, especialmente as mais pequenas, foi satisfatória.

Concluiu-se que a abordagem ART pode ser utilizada no contexto escolar para melhorar a saúde oral de grandes populações de crianças mal servidas **Jo E. Frencken, Martin A. van 't Hof, Dia Taifour (2007)**[61] realizaram um estudo para estimar a sobrevivência da retenção da extensão de selante para restaurações ART oclusais ao longo de 6,3 anos em comparação com extensões sem selante para restaurações de amálgama em superfícies oclusais ao longo de 6,3 anos.

Neste estudo, um desenho de grupo paralelo, 318 e 254 crianças do 2º ano foram aleatoriamente atribuídas ao grupo ART e ao grupo amálgama, respetivamente. Oito dentistas colocaram 925 restaurações avaliáveis de superfícies simples e múltiplas. Um total de 424 extensões seladas de restaurações ART oclusais e 284 extensões sem selante de restaurações de amálgama oclusais estavam disponíveis para análise. O método atuarial modificado foi utilizado para estimar as percentagens de sobrevivência. O método jackknife foi aplicado para calcular o SE nas percentagens cumulativas de sobrevivência.

Após 6,3 anos, verificou-se que 11,2% (SE = 2,2%) das extensões de selante estavam totalmente retidas e 16,7% (SE = 2,8%) estavam parcialmente retidas. Após 6,3 anos, 86,4% (SE = 2,2%) das fossas e fissuras seladas adjacentes a restaurações ART oclusais e 89,9% (SE = 2,4%) das fossas e fissuras não seladas adjacentes a restaurações de amálgama oclusais estavam livres de lesões de cárie dentária. Nem esta diferença nem as diferenças registadas nos anos de avaliação anteriores foram estatisticamente significativas (p > 0,05).

Concluiu-se que o selamento de fossas e fissuras adjacentes a restaurações ART oclusais não resultou num benefício preventivo da cárie em relação a fossas e fissuras não seladas adjacentes a restaurações de amálgama oclusais neste grupo de crianças com mais de 6,3 anos.

Daniela F.G. Cefaly, Terezinha J.E Barata, Eduardo Bresciani, Ticiane C. Fagundes, Jo R.P. Lauris, Maria F.L. Navarro (2007)[62] realizaram um estudo para avaliar o desempenho de restaurações de múltiplas superfícies empregando 2 diferentes cimentos de ionômero de vidro (CIVs) e a abordagem do Tratamento Restaurador Atraumático (ART) em dentes molares permanentes.

Este estudo examinou 60 restaurações - 36 restaurações de Classe I envolvendo 2 ou mais superfícies dentárias e 24 restaurações de Classe II - que foram colocadas em 46 crianças em idade escolar (9-16 anos de idade) por 2 dentistas utilizando a abordagem ART. As restaurações foram divididas aleatoriamente em 2 grupos:

(a) 30 cavidades foram preenchidas com GIC de alta resistência (Ketac Molar-3M ESPE), e

(b) 30 cavidades foram preenchidas com GIC modificado por resina (Fuji VIII-GC Corp).

Dois examinadores independentes calibrados efectuaram as avaliações de acordo com os critérios do ART. O kappa interexaminadores foi de 0,92. Os dados foram submetidos aos testes do qui-quadrado, McNemar e Fisher. Uma diferença foi considerada estatisticamente significativa se P<.05.

Verificou-se que, num acompanhamento de 12 meses, foram avaliadas 59 restaurações. As taxas de sucesso das restaurações foram de 100% e 93% para Fuji VIII e Ketac Molar, respetivamente. Não houve diferença estatisticamente significativa entre GICs, tipos de cavidades ou operadores.

Concluiu-se que o desempenho clínico das restaurações de tratamento atraumático de múltiplas superfícies de ambos os cimentos de ionómero de vidro (de alta resistência e modificado por resina) foi considerado satisfatório com uma elevada taxa de sucesso.

R.O. Wadenya, C. Yego, F.K. Mante, (2008)[63] realizaram este estudo com o objetivo de comparar a fuga marginal de restaurações cervicais de glassionomer feitas com técnicas de tratamento restaurador alternativo (ART) e técnicas de restauração convencionais.

Para este estudo, vinte molares primários com dentina cariada de Classe V nas superfícies vestibulares foram preparados usando ART, e um segundo conjunto de 20 molares não cariados tiveram preparações de Classe V feitas com uma peça de mão de alta velocidade. A margem oclusal foi localizada em esmalte e a margem gengival em dentina/cemento. Todos os dentes foram restaurados com cimento de ionómero de vidro de alta densidade (GIC; Fuji IX gp), de acordo com as instruções do fabricante, submetidos a uma tensão térmica de 300 ciclos e corados com azul de metileno. As amostras foram seccionadas e avaliadas quanto a microinfiltração.

Verificou-se que a análise de variância unidirecional não revelou qualquer diferença estatisticamente significativa entre a fuga nas margens das restaurações ART e convencionais. (P=.92) Não houve diferença significativa entre a fuga nas margens do esmalte e da dentina. Assim, este estudo sugere que o tratamento restaurador alternativo com cimento de ionómero de vidro de alta densidade proporciona margens de esmalte e dentina que apresentam fugas marginais comparáveis às dos dentes decíduos restaurados convencionalmente.

Concluiu-se que o potencial do ART em conjunto com o GIC de alta densidade no tratamento de crianças e adolescentes em situações em que a preparação tradicional da cavidade e a restauração não são possíveis.

Emil Namakuka Kikwilu, Jo Frencken e Jan Mulder (2009)[64] realizaram este estudo para avaliar o impacto da introdução do TARV no perfil de tratamento em clínicas dentárias governamentais piloto

e para avaliar as experiências dos pacientes relacionadas com a mesma, os dentistas que trabalhavam em 13 clínicas dentárias governamentais receberam uma formação de 7 dias em ART.

Os dados dos registos de tratamento dos dentes extraídos e dos dentes restaurados pelas abordagens convencional e ART foram recolhidos destas clínicas durante os três períodos do estudo. Foi calculada a percentagem média de restaurações ART em relação ao tratamento total, de restaurações ART em relação ao total de restaurações e de restaurações totais em relação ao total de tratamentos efectuados. As diferenças entre as variáveis foram determinadas por ANOVA, teste t e qui-quadrado.

Verificou-se que a percentagem média de restaurações ART em relação ao tratamento total efectuado foi de 0,4 (SE = 0,5) e 11,9 (SE = 1,1) durante o período de referência e o segundo período de acompanhamento, respetivamente (modelo misto ANOVA; P < 0,0001) e a percentagem média de restaurações ART em relação ao total de restaurações efectuadas no período de referência e no segundo período de acompanhamento foi de 8,4% e 88,9%, respetivamente (modelo misto ANOVA; P < 0,0001). A percentagem média de restaurações em relação ao tratamento total efectuado no período inicial e no 2nd período de seguimento foi de 3,9% e 13,0%, respetivamente (modelo misto ANOVA; P < 0,0001). Noventa e nove por cento dos pacientes estavam satisfeitos com as restaurações ART, 96,6% estavam dispostos a receber novamente uma restauração ART no futuro e 94,9% estavam dispostos a recomendar o tratamento ART aos seus familiares próximos.

Concluiu-se que a introdução do ART em clínicas dentárias governamentais piloto aumentou o número de dentes salvos através de cuidados de restauração.

valdenice Aparecida de Menezes , Juliana Nunes de Lima, Angelica Falcao Leitei, Ana Flavia Granville-Garciai (2009)[65] realizou este estudo com o objetivo de avaliar o conhecimento sobre o Tratamento Restaurador Atraumático (ART) de cirurgiões-dentistas da rede pública e privada da cidade de Caruaru, PE, Brasil, bem como avaliar a aceitação e utilização dessa técnica pelos profissionais.

Foram entrevistados 122 profissionais, por meio de um formulário padrão contendo 18 questões referentes à TARV e sua opinião sobre o uso da mesma. Verificou-se que a maioria dos profissionais entrevistados havia se formado até 10 anos antes do estudo (43,4%), e trabalhava exclusivamente em consultórios odontológicos particulares (50,8%) ou em serviços públicos de saúde (30,3%).

Verificou-se que a maior parte dos profissionais (89,3%) afirmou conhecer o ART e 63,3% deles utilizavam essa técnica, principalmente os que trabalhavam em serviços públicos de saúde (74,3%). No entanto, 20% dos profissionais entrevistados afirmaram não saber como realizar a técnica (p<0,05). As principais indicações para o ART foram para dentes decíduos (85,5%) e para crianças com problemas comportamentais (82,6%), sendo esta última significativamente diferente dependendo do local de trabalho. Os cimentos de ionómero de vidro de presa rápida foram mais frequentemente utilizados na prática privada (p<0,05). As principais vantagens da técnica foram mencionadas como sendo: a não necessidade de anestesia, a prevenção da progressão da doença e a boa aceitação por parte do paciente (p<0,05). A desvantagem mais citada foi a baixa resistência à fratura das restaurações (p<0,05).

Concluiu-se que o conhecimento limitado e a falta de formação científica e técnica impedem uma utilização mais generalizada da TARV. Os profissionais que trabalham nos serviços de saúde pública são os maiores utilizadores desta técnica.

A TAR é pouco utilizada pelos médicos privados e a maioria destes profissionais não acredita na sua eficácia.

Asli Topaloglu-Ak & Ece Eden & Jo E. Frencken & Ozant Oncag(2009)[66] realizaram um estudo para testar a diferença no desenvolvimento de lesões cariosas na margem da restauração entre restaurações de resina composta de classe II em molares decíduos produzidas através do tratamento restaurador atraumático (ART) com e sem um gel de remoção de cáries quimio-mecânico e para verificar a taxa de sobrevivência das restaurações de resina composta de classe II entre os dois grupos de tratamento após 2 anos.

Trezentas e vinte e sete crianças com 568 lesões cavitadas de classe II foram incluídas num estudo de boca paralela. Quatro operadores colocaram restaurações de resina composta (Filtek Z 250) coladas com um adesivo selfetch (Adper prompt L pop). Dois examinadores independentes avaliaram as restaurações após 0,5, 1 e 2 anos, utilizando os critérios Ryge modificados. O método de sobrevivência de Kaplan-Meier foi aplicado para estimar as percentagens de sobrevivência.

Verificou-se que uma elevada proporção de restaurações foi perdida durante o período de estudo. Por conseguinte, a primeira hipótese não pôde ser testada. Não foi observada qualquer diferença estatisticamente significativa entre as percentagens de sobrevivência cumulativa das restaurações produzidas pelas duas abordagens de tratamento ao longo do período de 2 anos (ART, 54,1±3,4%; ART com Carisolv™, 46,0> 3,4%).

Concluiu-se que o ART com gel quimio-mecânico pode não proporcionar um benefício adicional no aumento das percentagens de sobrevivência das restaurações de resina composta de classe II do ART em dentes decíduos.

CC Bonifacio, CJ Kleverlaan, DP Raggio, A Werner, RCR de Carvalho, WE van Amerongen (2009)[67] realizaram este estudo para avaliar as propriedades mecânicas, a resistência ao desgaste, a dureza Knoop (Kh), a resistência à flexão (Fs) e à compressão (Cs) dos cimentos de ionómero de vidro (CIV) utilizados no tratamento restaurador atraumático.

Os GICs utilizados foram o Riva Self Cure (RVA), Fuji IX (FIX), Hi Dense (HD), Vitro Molar (VM), Maxxion R (MXR) e Ketac Molar Easymix (KME). O desgaste foi avaliado após 1, 4, 63 e 365 dias. A ANOVA de duas vias e os testes post hoc de Tukey analisaram as diferenças no desgaste dos GICs e o efeito do tempo. Fs, Cs, e Kh foram analisados com ANOVA de uma via.

Verificou-se que o tipo de cimento (p < 0,001) e o tempo (p < 0,001) tiveram um efeito significativo no desgaste. No desgaste precoce e no Kh, o KME e o FIX apresentaram o melhor desempenho. No desgaste a longo prazo, Fs e Cs, KME, FIX e HD tiveram o melhor desempenho. Foi observado um forte poder explicativo entre Fs e o Kh (r2 = 0,85), Cs e o Kh (r2 = 0,82), desgaste a longo prazo e Fs de 24 h (r2 = 0,79).

Concluiu-se que o KME e o FIX apresentaram o melhor desempenho in vitro. O HD apresentou bons resultados, exceto no desgaste precoce.

A.M. Kemoli, W.E. van Amerongen, G. Opinya .(2009)[68] realizaram um estudo para determinar a influência da experiência do operador e do assistente na taxa de sobrevivência das restaurações ART proximais após 2 anos, quando colocadas utilizando dois métodos de isolamento dentário e três marcas de cimento de ionómero de vidro.

804 crianças com idades entre os 6 e os 8 anos foram seleccionadas para este estudo e todas elas receberam uma restauração proximal nos seus molares primários. As restaurações foram colocadas por operadores "experientes/inexperientes" aleatoriamente emparelhados com assistentes "experientes/inexperientes". Foi utilizada a abordagem de tratamento restaurador atraumático (ART) com 3 marcas de cimentos de ionómero de vidro (GIC) e 2 métodos de isolamento dentário (dique de borracha vs rolos de algodão).

Avaliadores treinados e calibrados avaliaram as restaurações, logo após a colocação e após 2 anos. Os dados recolhidos foram analisados com recurso ao SPSS 14.0, para determinar e relacionar a taxa de sobrevivência das restaurações com o operador e o assistente, relativamente a outros factores como o material restaurador utilizado e o método de isolamento aplicado.

Verificou-se que, após 2 anos, a taxa de sobrevivência das restaurações era de 30,8%. Em geral, não houve diferenças estatisticamente significativas na taxa de sobrevivência das restaurações efectuadas pelos operadores "experientes" versus "inexperientes", mas individualmente, o operador com mais experiência foi associado a uma taxa de sobrevivência significativamente mais elevada das restaurações. Os assistentes experientes foram associados a taxas de sobrevivência significativamente mais elevadas das restaurações. O operador mais "experiente", em conjunto com qualquer assistente "experiente" e utilizando o método de isolamento dentário com dique de borracha, foi associado a uma taxa de sobrevivência significativamente mais elevada das restaurações.

Concluiu-se que a combinação de um operador "experiente" e de um assistente, utilizando o método de isolamento dentário com dique de borracha, tinha a melhor hipótese de sobrevivência para restaurações ART proximais, independentemente da marca do material utilizado

A.M. Kemoli , W.E. van Amerongen, G.N. Opinya(2010)[69] realizaram este estudo para avaliar a influência de dois métodos de isolamento dentário na taxa de sobrevivência de restaurações ART proximais nos molares primários.

O estudo foi realizado em duas divisões rurais no Quénia, com 7 operadores aleatoriamente emparelhados com um grupo de 8 assistentes. Um total de 804 crianças tiveram, cada uma, uma cavidade proximal num molar primário restaurada utilizando a abordagem ART. Durante as restaurações, os operadores utilizaram 2 métodos de isolamento, dique de borracha ou rolos de algodão, e 3 marcas de cimentos de ionómero de vidro. As restaurações foram seguidas durante um período de 2 anos. O SPSS 14.0 foi utilizado para analisar e relacionar os dados obtidos com o método de isolamento utilizado.

Verificou-se que, após 2 anos, 30,8% das restaurações ART tinham sobrevivido. Obtiveram-se taxas de sobrevivência das restaurações mais elevadas quando se utilizou o dique de borracha, independentemente do material GIC ou do operador.

Concluiu-se que a taxa de sobrevivência das restaurações proximais no presente estudo foi muito baixa, mas a utilização do dique de borracha resultou numa maior taxa de sobrevivência das restaurações.

Deepa Gurunathan1 & Shobha Tandon (2010)[70] realizaram este estudo para comparar o desempenho clínico de dois cimentos de ionómero de vidro, Amalgomer CR e Fuji IX, em cavidades pequenas e médias preparadas utilizando a abordagem de tratamento restaurador atraumático na Índia.

Foram incluídas 100 crianças em idade escolar, com idades compreendidas entre os 4 e os 9 anos, que apresentavam um par de lesões cariosas bilaterais em dentes posteriores decíduos. Foi utilizado um desenho de boca dividida em que dois materiais foram colocados aleatoriamente em lados contralaterais. O desempenho das restaurações foi avaliado após 1 ano, utilizando os critérios de Frenken (1996). A análise de sobrevivência das restaurações foi efectuada utilizando o teste do qui-quadrado

Verificou-se que a taxa de sobrevivência das restaurações de classe I de Amalgomer CR e Fuji IX foi de 97,4% e 94,9%, respetivamente. Nas cavidades de classe II, 95,1% e 88,5% das restaurações de Amalgomer CR e Fuji IX foram bem sucedidas. O Amalgomer CR e o Fuji IX mostraram um sucesso de 94,2% e 92,3% em cavidades de classe II de tamanho pequeno. O Amalgomer CR apresentou um sucesso de 100% para restaurações de classe I e II de tamanho médio. Enquanto o Fuji IX apresentou um sucesso de 100% e 66,7% em cavidades de classe I e II de tamanho médio.

Concluiu-se que o desempenho clínico de ambos os materiais era satisfatório ao fim de 1 ano e que o ART é um procedimento adequado para ser realizado numa clínica dentária para crianças.

Thiago Saads Carvalho, Fa Bio Correia Sampaio1, Alexandre Diniz1, Marcelo Bo Necker & Willem Evert Van Amerongen (2010)[71] Realizou um estudo para comparar as taxas de sobrevivência de restaurações de Classe II do Tratamento Restaurador Atraumático (ART) colocadas em molares decíduos usando rolos de algodão ou dique de borracha como métodos de isolamento.

Foram seleccionadas 232 crianças, de 6-7 anos de idade, de ambos os sexos, com um molar primário com lesão da dentina proximal. As crianças foram distribuídas aleatoriamente em dois grupos: grupo de controlo com restauração ART de Classe II feita com rolos de algodão e grupo experimental com dique de borracha. As restaurações foram avaliadas por oito avaliadores calibrados (Kappa > 0,8) após 6, 12, 18 e 24 meses.

Verificou-se neste estudo que um total de 48 (20,7%) crianças foram consideradas desistentes, após 24 meses. A taxa de sobrevivência cumulativa após 6, 12, 18 e 24 meses foi de 61,4%, 39,0%, 29,1% e 18,0%, respetivamente, para o grupo de controlo, e de 64,1%, 55,1%, 40,1% e 32,1%, respetivamente, para o grupo do dique de borracha. O teste de log rank para dados censurados não mostrou diferença estatística significativa entre os grupos (p = 0,07). A Regressão de Cox univariada não mostrou diferença estatisticamente significativa após o ajuste para variáveis independentes (p > 0,05).

Concluiu-se que ambos os grupos tiveram taxas de sobrevivência semelhantes e que, após 2 anos, a utilização do dique de borracha não aumenta significativamente o sucesso das restaurações ART de Classe II.

Jordan RA, Hetzel P, Franke M, Markovic L, Gaengler P, Zimmer S (2010)[72] realizaram este estudo para avaliar a eficácia das restaurações de classe III utilizando a abordagem de tratamento restaurador atraumático (ART) em dentes anteriores permanentes durante um período de 48 meses.

Neste estudo, 117 restaurações ART de classe III foram colocadas em 2004 por auxiliares de medicina dentária, utilizando um ionómero de vidro cosmeticamente melhorado (Ionofil_ Plus; VOCO, Cuxhafen, Alemanha), em 67 pacientes com uma idade média de 27,3 anos no Centro de Saúde rural de Jahali, na Gâmbia. Examinadores independentes avaliaram as restaurações após 24 e 48 meses, utilizando os critérios de avaliação clínica do ART.

Verificou-se que, após 48 meses, 53 das 76 restaurações foram classificadas como clinicamente aceitáveis (sem ou com uma pequena intervenção (reparação) necessária) e 23 restaurações foram classificadas como insuficientes e não houve diferença estatística numa classificação de desempenho agrupada entre restaurações colocadas em incisivos centrais e laterais (p = 1,0).

Concluiu-se que a adoção da abordagem ART para cavidades de cárie de classe III tornou os cuidados dentários restauradores em dentes anteriores disponíveis numa região da África Ocidental. O desempenho a longo prazo foi comparável ao de outros estudos.

Kijakazi O. Mashoto, Anne N. str0m, Marit S. Skeiel, Joyce R. Masalu (2010)[73] realizaram este estudo para examinar as propriedades de avaliação do inventário Child Oral Impacts on Daily Performances (Child-OIDP) e para estimar as alterações associadas ao tratamento no OIDP e na saúde oral auto-relatada após tratamento restaurador atraumático (ART) e educação para a saúde oral (OHE).

Um total de 1.306 alunos em Kilwa, na Tanzânia, preencheram o inventário Child-OIDP antes e 6 meses após o tratamento. O questionário pós-tratamento avaliou a mudança na perceção da saúde oral. Foram obtidos dados completos da linha de base e de acompanhamento para 104, 117 e 1085 participantes que receberam, respetivamente, obturações ART (Grupo A), obturações ART e extração dentária (Grupo B) e apenas OHE (Grupo C). A validade longitudinal, a capacidade de resposta e as alterações associadas ao tratamento foram calculadas utilizando anova, tamanhos de efeito e modelos lineares gerais repetidos (GLM). A prevalência de seguimento foi de 73,8%.

Verificou-se que as alterações médias nas pontuações totais e nas subescalas do OIDP foram negativas nos indivíduos que relataram uma deterioração da saúde oral e positivas nos indivíduos que relataram uma melhoria da saúde oral. Os tamanhos dos efeitos para a pontuação total do OIDP variaram entre 0,2 na categoria piorou e 0,4 na categoria melhorou. As alterações após o tratamento foram mais extensas no Grupo B em comparação com os Grupos A e C, e no Grupo C em comparação com o Grupo A.

Concluiu-se que o Child-OIDP mostrou propriedades de avaliação promissoras e capacidade de resposta a mudanças após obturações ART, obturações ART e extração dentária, e OHE.

De Menezes Abreu DM, Leal SC, Mulder J, Frencken JE. (2011)[74] realizou o estudo para investigar a hipótese de que o nível de dor experimentado por crianças de 6 a 7 anos de idade tratadas com tratamento restaurador convencional é maior do que para crianças tratadas usando ART e um tratamento ultraconservador (ART) ou um tratamento ultraconservador.

O estudo foi realizado em 244 crianças, de 6 a 7 anos de idade, que tinham pelo menos dois dentes com lesões cariosas na dentina. Antes da primeira sessão de tratamento (Tx-1), em que um dos dentes cariados foi tratado com um dos tratamentos, o nível de ansiedade dentária foi avaliado através da Escala de Imagem Facial (FIS). A criança relatou a intensidade da dor sentida durante o procedimento utilizando a Escala de Avaliação da Dor Wong-Baker FACES. Quando foi utilizado o tratamento restaurador convencional, mais crianças necessitaram de anestesia local. As análises que excluíram os dados das crianças que tinham recebido anestesia local não revelaram qualquer efeito do grupo de tratamento na pontuação de Wong-Baker, um efeito da FIS Tx-1 na pontuação de Wong-Baker e uma correlação estatisticamente significativa entre a FIS Tx-1 e as pontuações de Wong-Baker.

Verificou-se que não havia diferença significativa nos níveis de dor das crianças tratadas com tratamento restaurador convencional, tratamento restaurador atraumático ou tratamento ultraconservador.

Concluiu-se que a anestesia local teve de ser administrada mais frequentemente às crianças do grupo de restauração convencional do que às dos outros dois grupos de tratamento.

Camila Almeida Brandao Guglielm, Daniela Procida Raggio, Marisa Leiko Takeuti, Lucila Basto de Camargo, Jose Carlos Pettorossi Imparato(2011)[75] realizaram este estudo para avaliar a capacidade de libertação e absorção de flúor dos cimentos de ionómero de vidro de alta viscosidade.

Este estudo incluiu espécimes cilíndricos preparados com cinco materiais diferentes (n=3) - Vidrion R (controlo), Vidrion N, Chem Flex, Fuji IX e Ketac Molar ART - que foram mantidos em recipientes individuais com água desionizada durante 28 dias. A cada 24 horas, a água foi trocada e, em seguida, os espécimes foram imersos por 3 minutos em recipientes com dentifrício fluoretado 1100 ppm diluído em água deionizada, antes de serem transferidos para novos recipientes com água deionizada. Esse procedimento foi repetido por 3 dias, totalizando 31 dias de experimento. A quantidade de íons fluoreto foi medida nos recipientes utilizados durante o experimento com eletrodo específico para deteção de íons acoplado a um potenciômetro. Os dados foram submetidos à análise de variância.

Verificou-se que o Vidrion R apresentou o maior nível de liberação de flúor durante o período estudado e essa diferença foi estatisticamente significante para todos os dias de experimento. Entre os dias 28 e 31, o material que liberou a maior quantidade de flúor também foi o Vidrion R e o que liberou a menor quantidade de flúor foi o Ketac Molar ART. O Vidrion N não foi capaz de ser recarregado com flúor a partir do dentifrício fluoretado.

Concluiu-se que os cimentos de ionómero de vidro adequados para utilização em ART parecem libertar menos quantidades de iões fluoreto quando comparados com o cimento de ionómero de vidro convencional (baixa resistência)

Márcia Furtado, Antunes De Freitas , Leandro Jum Imai , Cesar Antunes de Freitas Eduardo Carlos Bianchi , Carina Thais De Almeida , Ismar Eduardo Martins Filho (2011)[76] Realizou este estudo para avaliar a resistência ao desgaste abrasivo de dois cimentos de ionômero de vidro através de máquina de escovação dental e uso de dentrifício

Neste estudo, a resistência ao desgaste abrasivo de dois cimentos de ionómero de vidro (Vidrion R® e ChemFlex®) foi avaliada através de uma máquina de escovar dentes. Para o estudo, foram utilizadas escovas de dentes Classic® com cerdas macias e o dentifrício Sorriso®.

Verificou-se que o teste t de Student mostrou diferença significativa entre os dois grupos, com valor tobs = 9,4411 com p < 0,05.

Concluiu-se que a taxa de desgaste causada pela escova de dentes/dentifrício foi maior para o Vidrion R (52,00 mg) do que para o ChemFlex (5,57 mg).

Arthur Musakulu Kemoli , Gladys N. Opinya, , Willem Evert van Amerongen, Samuel M. Mwalili (2011)[77] realizaram este estudo para investigar a influência de 3 marcas de cimento de ionómero de vidro (CIV) e da refeição pós-restauração consumida na taxa de sobrevivência de restaurações de tratamento restaurador atraumático proximal (ART).

Para este estudo, um total de 804 restaurações proximais foram colocadas em molares primários por operadores e assistentes treinados, utilizando 3 marcas de GIC. Foram documentados os tempos de mistura/colocação dos materiais, a temperatura ambiente e a refeição pós-restauração consumida pelos indivíduos. As restaurações foram avaliadas logo após a colocação e após 2 anos por avaliadores treinados e calibrados.

Verificou-se no presente estudo que, após 2 anos, aproximadamente 31% das restaurações tinham sobrevivido. Não houve diferenças estatisticamente significativas na taxa de sobrevivência das restaurações em relação às marcas de GIC. A carne pós-restauração consumida, que era de "consistência dura", foi associada a uma taxa de sobrevivência significativamente menor das restaurações.

Concluiu-se que a taxa de sobrevivência das restaurações proximais não foi significativamente afetada pelas marcas de cimento de ionómero de vidro utilizadas, mas foi significativamente influenciada pela consistência da refeição seguinte consumida por cada criança.

Carolina DA Franca, Viviane Colares & Evert VAN Amerongen (2011)[77] realizaram um estudo para investigar a sobrevivência de restaurações de classe I e II do ART em molares decíduos aos 2 anos.

O estudo consistiu em 190 restaurações e colocadas em 155 crianças de 6-7 anos de idade de ambos os sexos. O tratamento foi efectuado por dois estudantes de medicina dentária do último ano. Todos os pacientes foram tratados numa posição completamente supina em mesas disponíveis nas escolas. As restaurações foram avaliadas ao fim de 1, 12 e 24 meses.

Verificou-se que os melhores resultados foram encontrados para a classe I em cada período de acompanhamento. Após 1 mês, o sucesso das restaurações da classe I foi de 94,6% e das restaurações da classe II de 70,1%. Após 12 meses, a taxa de sucesso foi de 50,6% para a classe I e 15,2% para a classe II. As características de insucesso mais frequentes foram a perda total ou parcial e o defeito marginal grosseiro.

Concluiu-se que a taxa de sucesso das restaurações utilizando a abordagem ART foi significativamente mais baixa para a classe II

R. S. Goud, L. Nagesh , F. Shoba, H. G. Raju(2012)[78] realizaram este estudo para avaliar e comparar os níveis de desconforto durante o tratamento restaurador atraumático e os procedimentos de tratamento de preparação cavitária mínima (MCP: um método que utiliza instrumentos rotativos) numa amostra de crianças em idade escolar na cidade de Davangere.

. Um total de 200 crianças foram divididas aleatoriamente em dois grupos de 100 cada. Em cada criança, foi realizada uma restauração classe II com GIC num molar decíduo. Um grupo recebeu tratamento com instrumentos rotativos (MCP) e o outro grupo com ART. Os níveis de desconforto foram medidos através do índice de Venham (dimensão comportamental) e da frequência cardíaca (dimensão fisiológica).

Verificou-se que a medição comportamental revelou que, no grupo ART, a maioria das crianças (64%) apresentou uma pontuação Venham global de <1 (relaxado), em comparação com o grupo MCP, no qual a maioria das crianças (76%) apresentou uma pontuação Venham de 1 (inquieto). A medição fisiológica revelou que as crianças do grupo ART sentiram menos desconforto quando comparadas com as crianças do grupo MCP.

A partir dos resultados do estudo, concluiu-se que a TAR induz menos desconforto, é mais amigável para o doente e tem um maior grau de aceitação pela comunidade quando comparada com a CIM.

S. Konde, S. Raj, D. Jaiswal (2012)[79] realizaram este estudo para avaliar clinicamente e comparar o nanoionómero e o ionómero de vidro de alta viscosidade utilizando os Serviços de Saúde Pública dos Estados Unidos (USPHS) neste estudo.

Foram seleccionados dois molares decíduos de 50 crianças saudáveis com idades compreendidas entre os 5 e os 8 anos. Os dentes foram tratados com ART e divididos em dois grupos. Os dentes do grupo 1 foram restaurados com nanoionómero (Ketac Nano 100 3M ESPE) e os do grupo 2 com cimento de ionómero de vidro de alta viscosidade. Cada restauração foi avaliada segundo os critérios CVAR/ RYGE MODIFICADOS pela USPHS.

Verificou-se que o nanoionómero foi significativamente melhor do que o HVGIC no caso da descoloração marginal da superfície cavitária e da adaptação aos 6 meses e aos 12 meses, não havendo diferença significativa entre os dois materiais no que diz respeito às cáries secundárias:

A partir dos resultados, concluiu-se que o nanoionómero pode ser um material de restauração alternativo bem sucedido para utilização com a técnica ART.

Rodrigo G, De Amorim & Soraya C Leal & Jo E Frencken (2012)[80] realizaram este estudo para efetuar uma investigação sistemática e uma meta-análise sobre a sobrevivência de selantes e restaurações de tratamento restaurador atraumático (ART) utilizando ionómeros de vidro de alta viscosidade e para comparar os resultados com os da meta-análise ART de 2005. Foram encontradas duzentas e quatro publicações, e 66 relataram a sobrevivência de restaurações ou selantes ART. Com base em cinco critérios de exclusão, dois revisores independentes seleccionaram as 29 publicações que foram consideradas para a meta-análise. Os intervalos de confiança (IC) e/ou erros padrão foram calculados e a variância da heterogeneidade das taxas de sobrevivência foi estimada. A localização (escola/clínica) foi uma variável independente. As taxas de sobrevivência das restaurações ART de superfície única e de superfície múltipla em dentes decíduos nos primeiros 2 anos foram de 93% (IC, 91-94%) e 62% (IC, 51-73%), respetivamente; para restaurações ART de superfície única em dentes permanentes nos primeiros 3 e 5 anos foi de 85% (IC, 77-91%) e 80% (IC, 76-83%), respetivamente e para restaurações ART de superfície múltipla em dentes permanentes durante 1 ano foi de 86% (IC, 59-98%). A taxa média anual de incidência de lesões na dentina, em fossas e fissuras previamente seladas com ART, durante os primeiros 3 anos foi de 1%. Não foi observado nenhum efeito de localização nem diferenças entre as taxas de sobrevivência de restaurações e selantes ART de 2005 e 2010.

Verificou-se que as taxas de sobrevivência a curto prazo das restaurações ART de superfície única em dentes decíduos e permanentes, e o efeito preventivo da cárie dos selantes ART eram elevados.

Concluiu-se com este estudo que o ART pode ser utilizado com segurança em cavidades de superfície única, tanto em dentes decíduos como em dentes permanentes. Os selantes ART têm um elevado efeito preventivo da cárie.

Tathiane Larissa Lenzi, Clarissa Calil Bonifacio, Marcelo Bonecker, W. Evert van Amerongen, Fernando Neves Nogueira, Daniela Procida Raggio, (2013)[81] presente estudo teve como objetivo avaliar o efeito da aplicação de uma camada de cimento de ionômero de vidro (CIV) fluido na resistência de união à dentina primária sadia (DP) e cariada (DC).

As superfícies planas de dentina de molares primários foram distribuídas aleatoriamente por 4 grupos (N=5) de acordo com o substrato (SD ou CD; ciclo de pH durante 14 dias); e camadas de GIC (1 camada/controlo [proporção regular de pó/líquido] ou 2 camadas [primeiro uma camada de GIC fluida e segundo uma camada de GIC com proporção regular de pó/líquido]). Após 24 horas de armazenamento em água, os espécimes foram preparados para serem avaliados com o teste de microtensão (1 mm/ min). O padrão de fratura foi avaliado com uma ampliação de 400X (estereomicroscópio).

Verificou-se que a força de ligação ao SD foi maior do que ao CD quando o GIC foi inserido em 2 camadas (P=.02). Não foi observada diferença significativa entre 1 ou 2 camadas de inserção do CIV (P>.05). Para todos os grupos, prevaleceu a fratura adesiva/mista.

Concluiu-se que o efeito da aplicação da camada de GIC fluida na resistência de ligação à dentina depende do substrato e resulta num aumento da adesão para a dentina primária sã.

TABELAS: TAXA DE SOBREVIVÊNCIA DO RESTAURO DE ARTE

S/Não	NOME DOS AUTORES	ANO	CONCLUSÃO
1	M. C. M. van Gemert-Schriks &W. E. van Amerongen & J. M. ten Cate & I. H. A. Aartman	2007	Taxas de sobrevivência extremamente baixas para restaurações ART de uma e duas superfícies nas dentições decídua e permanente durante três anos.
2	Rodrigo G. de Amorim & Soraya C. Leal & Jo E. Frencken	2011	As taxas de sobrevivência das restaurações ART de superfície única e de superfície múltipla em dentes decíduos durante os primeiros 2 anos afirmam que o ART pode ser utilizado com segurança em cavidades de superfície única em dentes decíduos e permanentes.

3	Ghaeth Yassen,	2008.	A taxa de sucesso no primeiro ano das restaurações ART oclusais em molares primários foi moderadamente bem sucedida. A cavidade da técnica ART
			não se provou que a etapa de condicionamento fosse melhor do que não a utilizar para as lesões da classe I
4	Regia Luzia Zanata & Ticiane Cestari Fagundes & Maria Cristina Carvalho de Almendra Freitas & Jose Roberto Pereira Lauris & Maria Fidela de Lima Navarro	2010	As taxas de sobrevivência de 10 anos observadas, especialmente para as restaurações de superfície única, confirmam o potencial da abordagem ART para restaurar e salvar dentes permanentes posteriores.
5	Anuradha Prakkia, Margareth C. P. Nunesa, Daniela F. G. Cefalyb,Jose R. P. Laurisc, Maria F. L. Navarrod	.2007.	A taxa de sucesso a 6 anos da abordagem ART em dentes permanentes anteriores (Classe III) foi considerada elevada.

<u>AMÁLGAMA CONVENCIONAL E RESTAURAÇÕES ARTÍSTICAS</u>

S.NO	AUTOR	ANO	CONCLUSÃO
1	Sonja M. Kalf-Scholte,; Willem E. van Amerongen,; Albert J. E. Smith,; Harry J. A. van Haastrecht,	2003	A qualidade das restaurações ART classe I é competitiva com a das restaurações de amálgama convencionais
2	J. E. Frencken, M. A. van't Hof, D. Taifour e I. Al-Zaher	2006	A abordagem ART com ionómero de vidro de alta viscosidade proporcionou percentagens de sobrevivência mais elevadas para restaurações de superfície única do que a abordagem TA ao longo de 6,3 anos e é, por conseguinte, adequada para utilização em programas escolares de saúde oral.
3	Steffen Mickenautsch & Veerasamy Yengopal & Avijit Banerjee	2009	Na dentição permanente, a longevidade das restaurações ART é igual ou superior à das restaurações de amálgama equivalentes até 6,3 anos e é dependente do local.
4	J.E. Frencken, D.Taifour, e M.A. van 't Hof	2006	As restaurações produzidas com a abordagem ART, com ionómero de vidro de alta viscosidade, sobreviveram mais tempo do que as produzidas com a abordagem tradicional, com amálgama, nos dentes permanentes de crianças pequenas.

| 5 | J.E. Frencken, M.A. van 't Hof, W.E. van Amerongen3, e C.J. Holmgren | 2004 | Com base nos dados disponíveis, parece não haver diferença nos resultados de sobrevivência entre restaurações ART de superfície única e restaurações de amálgama em dentes permanentes durante os primeiros 3 anos. |

<u>TRATAMENTO RESTAURADOR ATRAUMÁTICO NA ESCOLA CRIANÇAS</u>

S. NÃO	AUTOR	ANO	CONCLUSÃO
1	Schriks MCM, van Amerongen WE.	2005	As crianças tratadas de acordo com a abordagem ART utilizando apenas instrumentos manuais sentem menos desconforto do que as tratadas com instrumentos rotativos.
2	Asli-TOPALOGLU-AK, Ece EDEN, Jo E. FRENCKEN	2007	Não houve diferença no nível de ansiedade dentária observada em crianças tratadas com ART em comparação com a abordagem restauradora tradicional, e entre crianças tratadas com ART com e sem um gel de remoção de cáries quimio-mecânico. O ambiente de tratamento e as visitas preparatórias podem ser factores que determinam o nível de ansiedade dentária em crianças tratadas apenas com a abordagem ART

3	**Noor-Mohammed Roshan,Basha Sakeenabi**	**2011**	A taxa de sucesso de um ano das restaurações ART oclusais em molares primários foi moderadamente bem sucedida. A técnica ART efectuada em ambiente hospitalar não provou ser melhor do que as restaurações colocadas em ambiente escolar
4	Lo ECM, Holmgren CJ, Hu D, van Palenstein Helderman W.	**2007**	A taxa de sobrevivência aos 6 anos das restaurações ART de classe I neste estudo, especialmente as mais pequenas, foi satisfatória. Isto sugere que a abordagem ART pode ser usada no contexto escolar para melhorar a saúde oral de grandes populações de crianças mal servidas.
5	Deepa Gurunathan & Shobha Tandon	**2010**	Os desempenhos clínicos de ambos os materiais foram satisfatórios no final de 1 ano e o ART é um procedimento adequado para ser realizado numa clínica dentária para crianças
6	R. S. GoudI, , L. Nagesh, F. Shoba, H. G. Raju	**2012**	Os resultados do estudo sugerem que a TAR induz menos desconforto, é mais amigável para o doente e tem um maior grau de aceitação pela comunidade quando comparada com a CIM.

16. DISCUSSÃO

O tratamento restaurador atraumático (ART) é uma técnica minimamente invasiva para a remoção de tecido dentário mole, desineralizado e cariado, utilizando instrumentos manuais, seguida da restauração do dente com um material restaurador adesivo - normalmente cimento de ionómero de vidro (CIV). O ART foi originalmente desenvolvido e introduzido em populações economicamente subdesenvolvidas com recursos limitados. No entanto, também tem aplicações nos países industrializados, especialmente para: crianças muito pequenas que estão a ser introduzidas nos cuidados orais, pacientes que sentem um medo ou ansiedade extremos em relação aos procedimentos dentários, pacientes com deficiências mentais ou físicas, pacientes idosos em casa e pacientes residentes em lares de idosos. A taxa de sobrevivência das restaurações ART foi testada no terreno durante vários anos no Médio Oriente, no leste da Ásia e em países da Europa Central e Oriental. Dados de estudos publicados mostraram que a técnica ART é bem sucedida na restauração de lesões cariosas de superfície única em dentes permanentes.[83]

De acordo com a literatura, a taxa de sobrevivência da restauração de ART é de 3-6 anos. É interessante ver que achados semelhantes foram observados por Rodrigo G. de Amorim & Soraya C. Leal & Jo E. Frencken (2011)[80] , Anuradha Prakkia, Mar gareth , C. P. Nunesa, Daniela F. G., Cefalyb,Jose R. P. Laurisc, Maria F. L. Navarrod(2007)[84] , Regia Luzia Zanata & Ticiane Cestari Fagundes & Maria Cristina Carvalho de Almendra Freitas & Jose Roberto Pereira Lauris & Maria Fidela de Lima Navarro (2010)[85]. Mas resultados contrastantes foram encontrados por M.C.M. van Gemert-Schriks &W. E. van Amerongen & J. M. ten Cate & I. H. A. Aartman(2007)[82] , Ghaeth Yassen,(2008)[83] .Assim, os resultados gerais mostraram que as restaurações ART em dentes decíduos e permanentes, e o efeito preventivo da cárie dos selantes ART foram de alta relevância clínica e concluiu-se que o ART pode ser usado com segurança em cavidades de superfície única em dentes decíduos e permanentes. Os selantes

ART têm um elevado efeito preventivo da cárie [80]

Atualmente, o material de restauração de eleição para o ART é o cimento de ionómero de vidro de alta viscosidade O CIV é ideal para o tratamento da cárie dentária de acordo com os princípios da medicina dentária minimamente invasiva, uma vez que pode ser aplicado nas fases iniciais do desenvolvimento da cárie ou na cavidade maior. Além disso, simplifica o processo de restauração e permite que o complexo dentina-polpa reaja contra o processo carioso. Durante o procedimento ART, a zona histológica de dentina infetada por cárie é removida com instrumentos manuais e, após a aplicação do GIC, é criado um selo entre o GIC e a margem de esmalte remanescente, e a dentina afetada por cárie que reveste as superfícies da cavidade. O ionómero de vidro adere a este esmalte e dentina principalmente através de ligações de cálcio ao conteúdo mineral da estrutura do dente anteriormente A amálgama tem sido utilizada com sucesso como material de restauração posterior universal há mais de um século. No entanto, ainda existe muita controvérsia relativamente à utilização da amálgama em medicina dentária, principalmente devido ao seu teor de mercúrio[86].

Foram realizados vários estudos para comparar as diferenças nas propriedades da amálgama e dos cimentos de ionómero de vidro no ART , Sonja M. Kalf-Scholte,; Willem E. van Amerongen, ; Albert J. E. Smith, ; Harry J. A. van Haastrecht,(2003).[89] , Steffen Mickenautsch & Veerasamy Yengopal & Avijit Banerjee(2009)[86] , J. E. Frencken, M. A. van't Hof, D. Taifour e Al-Zaher (2006)[88] afirmaram que a longevidade das restaurações ART é igual ou superior à das restaurações de amálgama equivalentes até 6,3 anos e depende do local.[86]

É interessante verificar que alguns autores consideraram o GIC um melhor material de restauração em comparação com a amálgama. Um desses estudos foi realizado por J.E. Frencken, D.Taifour e M.A. van 't Hof (2006)[87] que afirmaram que as restaurações produzidas com a abordagem ART, com ionómero de vidro de alta viscosidade, sobreviveram mais tempo do que as produzidas com a abordagem tradicional, com amálgama, nos dentes permanentes de crianças pequenas.[87]

Um outro estudo efectuado por J.E. Frencken, M.A. van 't Hof, W.E. van Amerongen, e C.J. Holmgren (2004)[55] mostrou que não existe diferença nos resultados de sobrevivência entre restaurações ART de superfície única e restaurações de amálgama em dentes permanentes durante os primeiros 3 anos.[55]

A abordagem do tratamento restaurador atraumático (ART) foi introduzida como uma abordagem inovadora para fornecer tratamento restaurador dentário a populações carenciadas em países economicamente menos desenvolvidos. O tratamento ART tem-se revelado muito útil em serviços dentários de proximidade para crianças e é também utilizado em clínicas dentárias normais, tendo vários estudos relatado taxas de sobrevivência elevadas de restaurações ART colocadas em dentes permanentes em crianças em idade escolar [90].

O estudo de Lo ECM, Holmgren CJ, Hu D, van Palenstein Helderman W.(2007)[90] , **Noor-Mohammed Roshan,Basha Sakeenabi (2011)[91]** afirmou que a taxa de sobrevivência de 6 anos das restaurações ART da classe I neste estudo, especialmente as mais pequenas, foi satisfatória. Isto sugere que a abordagem ART pode ser utilizada no contexto escolar para melhorar a saúde oral de grandes populações de crianças carenciadas.[90] A técnica ART efectuada em ambiente dentário hospitalar não provou ser melhor do que as restaurações colocadas em ambiente escolar [91]

Vários estudos realizados na Índia mostraram claramente que a prevalência de cáries dentárias entre as crianças é elevada e que, ao mesmo tempo, as necessidades não satisfeitas são muito generalizadas.

O medo da dor e do desconforto têm sido apontados como as principais razões para a não procura e não receção de cuidados de saúde oral. As vantagens do ART são os procedimentos que garantem um trauma mínimo, evitando o uso de anestesia e de instrumentos rotatórios. Estes são essencialmente factores chave na promoção da ansiedade dentária, uma vez que são medidas altamente invasivas, ao contrário da abordagem ART [78]

17. RESUMO E CONCLUSÃO

Nos últimos anos, foram feitos muitos progressos na compreensão do processo de cárie e no desenvolvimento de materiais de restauração adesivos. A viabilidade bacteriana é afetada após o selamento, o que levou a uma abordagem menos invasiva, o ART, que é uma abordagem de uma sessão, sendo uma vantagem adicional a libertação de flúor pelo GIC, que pode ter um efeito anticarciogénico. O material de restauração adesivo evita microfugas. A maior parte da população mundial não tem acesso a cuidados dentários de restauração convencionais. O ART é um procedimento relativamente atraumático.

A técnica ART tem sido incorporada na prática clínica dentária, quer como forma de preparar a boca para o tratamento definitivo, quer como forma de retardar a restauração, com o objetivo de controlar níveis elevados de cárie através de medidas preventivas adequadas ao restabelecimento da saúde oral. A técnica é também recomendada em odontopediatria para o tratamento de crianças de tenra idade com cáries galopantes que não cooperam o suficiente para permitir o tratamento restaurador convencional. Em termos de saúde pública, a técnica tem a vantagem de dispensar a necessidade de anestésicos ou instrumentos rotatórios que podem causar desconforto e apreensão neste tipo de pacientes.

No ART, a cárie infetada é removida utilizando apenas instrumentos manuais e a cárie afetada é deixada para trás e o cimento de ionómero de vidro ajuda na remineralização da cárie afetada e impede a progressão da cárie.

A técnica ART está sujeita a uma investigação mais aprofundada, incluindo estudos clínicos, laboratoriais, comportamentais e económicos. No entanto, a extrapolação dos resultados de estudos preliminares sugeriu que o ART resulta numa restauração duradoura. Assim, uma implicação da utilização da técnica ART é que não serão necessárias as muitas extracções que constituem o tratamento predominante para as lesões dentárias nos países economicamente menos desenvolvidos. O ART oferece uma solução curativa para a cárie que pode ser usada globalmente.

Uma das vantagens do ART é o facto de não poder ser aplicado apenas por dentistas, mas também por outro pessoal de saúde oral com formação. O ART é uma técnica de baixo custo e é apropriada para ambientes de campo.

O ART é útil em crianças muito pequenas, anteriormente não expostas à medicina dentária, para pacientes com medo/ansiedade extremos, para pacientes com deficiências mentais ou físicas, para idosos que não podem sair de casa e para aqueles que vivem em lares de idosos, em clínicas de alto risco de cárie, como um tratamento intermédio.

A maior parte da população mundial não tem acesso a cuidados dentários restauradores, sendo um dos principais obstáculos a forma tradicional de tratar a cárie, que se baseia em equipamento elétrico. Os conceitos básicos da técnica ART são a remoção de tecidos dentários descalcificados utilizando apenas instrumentos manuais facilmente disponíveis, seguindo os conceitos modernos de preparação da cavidade e a utilização de um material restaurador adesivo de alta tecnologia. Esta técnica tem o potencial de tornar os cuidados de saúde oral mais acessíveis a uma maior parte da população mundial do que anteriormente.

18. BIBLIOGRAFIA

1 Barmes DE. Prefácio: Actas do Simpósio da Associação Internacional de Investigação Dentária sobre Técnicas de Intervenção Mínima para a Cárie Dentária. J Public Health Dent. 1996; 56(3 edição especial):131.

2 Elham Talib Kateeb , Factores relacionados com a utilização do tratamento restaurador atraumático (ART) em programas de dentisteria pré e pós-pediátrica e em consultórios de dentisteria pediátrica nos EUA . Advance in Dental Research, 1993, volume 6: 48-65.

3 Leticia Busanalo, Manuella Telles ,Walter Ghomes, Miranda Junior, Leticia Borges Jaques. Resistência à compressão de cimentos de ionômero de vidro utilizados para tratamento restaurador atraumático. Rev odonto cienc 2009; 295 -298

4 Eduardo Bresciani. Ensaios clínicos com o Tratamento Restaurador Atraumático (ART) em dentes decíduos e permanentes. J Appl Oral Sci. 2006;14(sp.issue):14-9

5 Mandari GJ, Frencken JE, van't Hof MA. Taxas de sucesso de seis anos de restaurações oclusais de amálgama e ionómero de vidro colocadas utilizando três abordagens de intervenção mínima. Caries Res. 2003; 37:246-253.

6 Carvalho T.S. A abordagem do Tratamento Restaurador Atraumático: uma alternativa "atraumática". Med Oral Patol Oral Cir Bucal, 2009. 14(12): p.668-73.

7 Naty Lopez, Sara Simpser-Rafalin e Peter Berthold Tratamento Restaurador Atraumático para Prevenção e Tratamento de Cáries numa Comunidade Mal Servida . Jornal Americano de Saúde Pública, agosto de 2005, vol. 95, nº 8

8 Frenk Mora J. Programa de Acci0n: Salud Bucal. Col Juarez, México: Secretaria

de Salud, Sup Secretaria den Prevencion Protection de la Salud; 2002:968-987.

9 Frencken JE, Holmgren CJ. Atraumatic Restorative Treatment for dental caries. Nijmegen: STI Book; 1999.

10 Frencken JE, Leal SC. A utilização correcta da abordagem do Tratamento Restaurador Atraumático (ART). J Appl Oral Sci. 2010;18:1- 4.

11 Kidd EA, Bj0rndal L, Beighton D, Fejerskov O. Remoção de cáries e o complexo pulpo-dentinário. In: Fejerskov O, Kidd E, editores. Cárie dentária: a doença e a sua gestão clínica. 2ª ed. Oxford, Reino Unido: Blackwell Munksgaard; 2008. p. 374.

12 Frencken JE, Songpaisan Y, Phantumvanit P, Pilot T. Uma técnica de Tratamento Restaurador Atraumático (ART): avaliação após um ano. Int Dent J. 1994;44:460-4.

13 Rahimtoola S, Van Amerongen E, Maher R, Groen H. Pain related to different ways of minimal intervention in the treatment of small caries lesions (Dor relacionada com diferentes formas de intervenção mínima no tratamento de pequenas lesões de cárie). ASDC J Dent Child. 2000;67:123 7

14 Frencken JE, Makoni F, Sithole WD. Restaurações ART e selantes de ionómero de vidro no Zimbabué: sobrevivência após 3 anos. Community Dent Oral Epidemiol. 1998; 26:372-81.

15 Holmgren CJ, Lo EC, Hu D, Wan H. Restaurações e selantes ART colocados em crianças chinesas em idade escolar - resultados após três anos. Community Dent Oral Epidemiol. 2000; 28:314-20.

16 Holmgren CJ, Frencken JE. Painting the future for ART. Community Dent Oral Epidemiol. 1999,27:449-53

17 Jo E. Frencken; Evolução da abordagem ART: destaques e realizações. J Appl Oral Sci. 2009; 17(sp. issue):78-83

18 Fejerskov e Thrystrup: Textbook of Cariology. Munksgaard Copenhaga,

1995;volume,3; 663-682.

19 Divisão de Saúde Dentária: The 1994 National Oral Health Survey Ministério da Saúde Pública, Tailândia . 1995: 1002-1054.

20 Featherstone JDB Aspectos clínicos da des/remineralização dos dentes: Advance in Dental Research, 1993; volume 6: 48-65.

21 Mallow P.K, Durward C.S, Klaipo.M: Restauração de dentes permanentes em crianças jovens das zonas rurais do Camboja, utilizando a técnica do tratamento restaurador atraumático (ART) e o cimento de ionómero de vidro Fuji II. Revista Internacional de Odontopediatria, 1998; volume 8, páginas 35-40.

22 Arnold WH, Konopka S, Kriwalsky MS, Gaengler P: Análise morfológica e conteúdo químico das zonas de lesão cariosa da dentina natural. Ann Anat. 2003 Oct;185(5):419-24.

23 Pine CM, Wright: Community Oral Health: 1997 Great Britain.

24 Frencken JE, Makoni F, Sithole WD: ART restorations and glassionomer sealants in Zimbabwe after 3 years. Community Dent Oral Epidemiology, 1998. Volume 26: 372-381.

25 Mouth GJ. Um Atlas de Cimentos de Ionómero de Vidro: A Clinician's Guide 1994 2nd edition. Martin Dunitz: Reino Unido;1999, 49 : 132138:

26 Divisão de Saúde Dentária: The 1994 N.O.H.S,Ministério da Saúde Pública, 1995 Tailândia 1002-1054.

27 S.Mickenautsch, J.Kopsala, M.J.Rudolph, E.O.Ogunbodede. Avaliação clínica da técnica e dos materiais do ART em escolas agrícolas pen-urbanas da área de Joanesburgo. Jornal da Associação Dentária da África do Sul, 1999 volume 23: 546-592

28 S.Mickenautsch, M.J.Rudolph, E.O.Ogunbodede, J.Frencken: O impacto da abordagem ART no perfil de tratamento num sistema dentário móvel (MDS) na África do Sul. Inter Dent J, 1999, volume 49: 132-138:

29 Gugushe T: Auditoria do serviço comunitário obrigatório para dentistas na África do Sul. Departamento de Odontologia Comunitária, Universidade Médica da África Austral. 1998.

30 Frencken JE, Makoni F, Sithole WD: Tratamento Restaurador Atraumático e selantes de ionómero de vidro num programa de saúde oral escolar no Zimbabué: Avaliação após 1 ano. Caries Research, 1996, volume 30, 428-433.

31 Dr. Jo Frencken ,Dr. Evert van Amerongen, Prof. Prathip Phantumvanit , Rangsit, Patumthani, Dr.Yupin Songpaisan Manual para a abordagem do Tratamento Restaurativo Atraumático no controlo da cárie dentária

32 Dr. Padma K Bhat , Dr. Amit Kumar . Tratamento Restaurador Atraumático - uma perspetiva rural. Jornal de Ciências da Saúde e Investigação. abril - 2011; Volume 2, Número 1 201

33 JE. Frencken E. Makoni, W.D. Sithole, E. Hackenitz; Três anos de sobrevivência de restaurações AlU' de uma só superfície e de selantes de ionómero de vidro num programa de saúde oral escolar no Zimbabué. Caries Res. 1998; 32: 119-126.

34 Leticia Busanello, Manuela Telles , Walter Gomes Miranda Junior , Jose Carlos Imparato Leticia Borges Jacques , Andre Mallmann. Resistência à compressão de cimentos de ionômero de vidro utilizados para tratamento restaurador atraumático. rev . odonto cienc 2009; 295 -298

35 Hof MA, Frencken JE, Palenstein Helderman WH. A abordagem do Tratamento Restaurador Atraumático (ART) para a gestão da cárie dentária: uma meta-análise. Int Dent J. 2006;56:345-351. doi: 10.1111/j.1875- 595X.2006.tb00339

36 Rodrigo G. de Amorim Soraya C. Leal, e Jo E. Frencken . Sobrevivência de selantes e restaurações do tratamento restaurador atraumático (ART): uma meta-análise 2011 janeiro 28. doi: 10.1007/s00784- 011-0513-3

37 Frencken JE, Holmgren CJ. Atraumatic restorative treatment for dental caries.

Nijmegen, STI Book b.v.; 1999. ISBN 906759024X.

38 Fusayama T, Um sistema simples de restauração adesiva sem dor por redução mínima e condicionamento total. Tóquio. Ishiyaku EuroAmerica Inc Tóquio; 1993. p. 1-21.

39 Grossman ES, Mickenautsch S. Observações microscópicas de cavidades escavadas e restaurações ART. SADJ. Set 2002;57:359-63

40 Mickenautsch S, Harkison B, Grossman E. Vazios em restaurações ART: Efeito da experiência do operador e do modo de mistura. J Dent Res. 2003;82:C-623 (Resumo 75).

41 Steffen mickenautsch, Elly grossman ,Atraumatic restorative treatment (art) - factors affecting success tratamento restaurador atraumâtico (art) - fatores que afetam o sucesso. J Appl sci .2006; 14(sp. Issue) ;34-6

42 Frencken Jo E , Songpaisan y e phantumvanit p : Tratamento restaurador atraumático (ART): Um ensaio de campo comunitário de três anos na Tailândia - Sobrevivência de restaurações de uma superfície na dentição permanente, 1994. J Pub Health Dent; Edição especial: Volume 56; 141145.

43 Weerasak Putthasri ;Será que o Tratamento Restaurador Atraumático ainda é rentável se o custo e a taxa de sucesso tiverem sido alterados . KDJ, janeiro-junho de 2001; Vol. 4; no. 1

44 P. K. Mallow, C. S. Durward & M. Klaipo ; Restauração de dentes permanentes em crianças jovens das zonas rurais do Camboja, utilizando a técnica de Tratamento Restaurador Atraumático (ART) e o cimento de ionómero de vidro Fuji II. World Concern, Phnom Penh, Camboja Serviço de Saúde Oral, Hospital de Auckland, Nova Zelândia. International Journal of Paediatric Dentistry 1998; 8: 35 -40

45 Frencken JE, Holmgren CJ: How effective is ART in the management of dental caries? Community Dent Oral Epidemiol 1999; 27: 423-30.

46 Holmgren CJ ,Lo Ecm , Hu Dy ,Wan H C, ART restauração e selante colocados em crianças chinesas em idade escolar resultado após três anos. community dent oral epidemiol 2000, 28 ; 314-20

47 ECM LO e CJ Holmgren Fornecimento de restaurações de Tratamento Restaurador Atraumático (ART) a crianças chinesas em idade pré-escolar - uma avaliação de 30 meses. Revista internacional de odontologia pediátrica 2001 ; 11 ; 3-10

48 Lûcia Coelho Garcia Pereiraa ,Margareth Calvo Pessutti Nunesb, Regina Guenka Palma Dibbc-John M, Powersd Jean-François Roulete ,Maria Fidela de Lima Navarrof, Mechanical Properties and Bond Strength of Glass-ionomer Cements . J Adhes Dent 2002; 4: 73-80.

49 Hak-KongYip, V Roger J. Smales, , ChangYtj, Xu-Jun Gao, V Dong-Mei Deng, Comparação do tratamento restaurador atraumático e preparações cavitárias convencionais para restaurações de ionómero de vidro em molares primários: Resultados de um ano. Quintessência Internacional 2003; Volume 33- 1,

50 Wei Gao, V Dong Peng, Roger J, Smales, Kevin H.-K, Yip, Comparação entre o tratamento restaurador atraumático e os procedimentos restauradores convencionais numa clínica hospitalar: Avaliação após 30 meses. Quintessência Internacional 2003 ; Volume 34, Número 1

51 C. K. S. Carvalho & A. C. B. Bezerra, Avaliação microbiológica da saliva de crianças após tratamento restaurador atraumático (ART) . International Journal of Paediatric Dentistry. 2003; 13: 186-192

52 E. Honkala, J. Behbehani, H. Ibricevic, E. Kerosuo, G. AL-Jame, The Atraumatic Restorative Treatment (ART) approach to Restoring primary teeth in a standard dental clinic. Jornal Internacional de Dentisteria Pediátrica .2003; 13: 172-179

53 C. S. Toi1, M. Bo necker1,2, P. E. Cleaton-Jones Prevalência das estirpes de estreptococos mutans antes e depois da preparação da cavidade durante o

tratamento restaurador atraumático. Oral Microbiology Immunology 2003: 18: 160-164

54 Evelise Machado de Souza, Daniela Francisca Gigo, Cefaly Raquel Sano Suga Terada, Cinthia Camargo RodriguesV , Maria Fidela de Lima Navarro ; Avaliação clínica da técnica do ART utilizando cimentos de Ionômero de vidro de alta densidade e modificados por resina. Saúde Bucal Prev Dent 2003,-1; 201-207.

55 J.E. Frencken, M.A. Van't H, W.E. van Amerongen3, e C.J. Holmgren1, Effectiveness of Single-surface ART Restorations in the Permanent Dentition: Uma Meta-análise. J Dent Res 200483(2):120- 123,

56 F. J. T Burke, S. McHugh, L. Shaw, M-T. Hosey, L. Macpherson, S. Delargy e B. Dopheide; UK dentists attitudes and behaviour towards Atraumatic Restorative Treatment for primary teeth . British Dental Journal 2005; 199: 365-369

57 B. Czarnecka, H. Limanowska Shaw, J. W. Nicholson, Avaliação microscópica da interface entre os cimentos de ionómero de vidro e as estruturas dentárias preparadas com instrumentos convencionais e com a técnica de Tratamento Restaurador Atraumático (ART). Quintessence Int 2006;37:557-564)

58   . E.C.M. Lo, Y. Luo, H.P. Tan, J.E. Dyson e E.F. Corbet ART
e restaurações radiculares convencionais em idosos após 12 meses. J Dent Res 85(10):929-932, 2006

59 Janaina Pereira, De Lucena Menezes, Aronita Rosenblatt, Eliane Medeiros, Avaliação clínica de restaurações atraumáticas em molares decíduos: Uma Comparação entre 2 Cimentos de Ionômero de Vidro. Revista de Odontologia para Crianças 2006-73:2

60 Edward C. M. Lo, Christopher J. Holmgren1 , Deyu Hu e Wim vanPalenstein HeldermanSix-year   follow up of Atraumatic
tratamento restaurador restaurações colocadas em crianças chinesas em

idade escolar . Odontologia comunitária epidemiologia oral 2007 ; 35 ; 387-392

61 Jo E. Frenckena, Martin A. van 't Hofb. Dia Taifourc, Caries Preventive Effect of Occlusal Sealant Extension to ART Restorations Compared with Non-Extended Amalgam Restorations. Oral Health Prev Dent 2007;5: 55-61.

62 Daniela F.G. Cefaly, Terezinha J.E. Barata, Eduardo Bresciani, Ticiane C. Fagundes, Jose R.P. Lauris, Maria F.L. Navarro ;

Avaliação clínica de restaurações ART de múltiplas superfícies: Acompanhamento de 12 meses. Journal of Dentistry for Children-74:3, 2007

63 R.O. Wadenya,, C. Yego, , F.K. Mante,; Marginal Microleakage of Alternative Restorative Treatment and Conventional Glasslonomer Restorations in Extracted Primary Molars. Journal of Dentistry for Children-77: 2008

64 Emil Namakuka Kikwilu, Jo Frencken e Jan Mulder; Impacto do Tratamento Restaurador Atraumático (ART) no perfil de tratamento em clínicas dentárias governamentais piloto na Tanzânia. BMC Oral Health 2009, 9:14

65 Valdenice Aparecida de Menezesi, Juliana Cristina Lins Correali, Juliana Nunes de, Angelica Falcao, Ana Flâvia Granville-garcia ; Perceção do Tratamento Restaurador Atraumático por Cirurgiões-Dentistas da cidade de Caruaru, PE, Brasil. Pres Bras. Odontoped Clin Integr, Joao Pessoa, 2009; 9(1):87-93.

66 Asli Topaloglu-Ak & Ece Eden & Jo E. Frencken & Ozant Oncag ;Taxa de sobrevivência de dois anos de restaurações de resina composta de classe II preparadas por ART com e sem um gel de remoção de cáries quimomecânico em molares primários. Clin Oral Invest (2009) 13:325-332 ;DOI 10.1007/s00784-008-0241-5

67 C.C Bonifacio, CJ Kleverlaan, DP Raggio, A Werner,_ RCR de Carvalho, WE van Amerongen , Physical-mechanical properties of glass ionomer cements indicated for atraumatic restorative treatment. Australian Dental Journal

2009; 54: 233-237 doi: 10.1111/j.1834-7819.2009.01125.x

68 A.M. Kemoli , W.E. van Amerongen, G. Opinya Influência da experiência do operador e do assistente na taxa de sobrevivência de restaurações ART proximais: resultados de dois anos. European Archives of Paediatric Dentistry 2009 // 10 (Issue 4).

69 A.M. Kemoli, W.E. van Amerongen , G.N. Opinya , Comunicação curta: Influência de diferentes métodos de isolamento na sobrevivência de restaurações ART proximais em molares primários após dois anos. European Archives of Paediatric Dentistry 2009 // 11 (Issue 3). 2010

70 Deepa Gurunathan & Shobha Tandon ; Uma avaliação clínica de dois cimentos de ionómero de vidro em molares primários utilizando a técnica de tratamento restaurador atraumático na Índia: 1 ano de acompanhamento. Jornal Internacional de Dentisteria Pediátrica 2010; 20: 410- 418

71 Thiago Saads Carvalho, Fabio Correia Sampaio, Alexandre diniz, Marcelo Bonecker & Willem Evert Van Amerongen. Taxa de sobrevivência de dois anos de restaurações de Classe II ART em molares decíduos usando duas maneiras de evitar a contaminação da saliva.International Journal of Paediatric Dentistry 2010; 20: 419- 425

72 Rainer A. Jordan, Philipp Hetzel, Markus Franke, Ljubisa Markovic, Peter Gaengler e Stefan Zimmer. Tratamento Restaurador Atraumático Classe III (ART) em adultos que vivem na África Ocidental - resultados após 48 meses. Community Dent Oral Epidemiol 2011; 39: 164-170

73 Kijakazi O. Mashoto , Anne N. str0m , Marit S. Skeie, Joyce R. Masalu. Changes in the quality of life of Tanzanian school children after treatment interventions using the Child-OIDP. Eur J Oral Sci 2010; 118: 626-634 DOI: 10.1111/j.1600-0722.2010.00776.x

74 De Menezes Abreu DM, Leal SC, Mulder J, Frencken JE. Experiência de dor após tratamentos restauradores convencionais, atraumáticos e ultraconservadores em crianças de 6 a 7 anos de idade. Eur J Oral Sci 2011;

119: 163-168.

75 Camila Almeida Brandao, Guglielmi, Daniela Procida Raggio, Marisa Leiko Takeut , Lucila Basto de Camargo, Jose Carlos Pettorossi Imparato. Liberação e absorção de flúor de cimentos de ionômero de vidro indicados para tratamento restaurador atraumático. Pesq Bras Odontoped Clin Integr, Joao Pessoa, 2011 11(4):561-65.

76 Marcia Furtado Antunes de Freitas Leandro Jum Imai Cesar Antunes de Freitas, Eduardo Carlos Bianchi Carina. Thais de Almeida1 Desgaste abrasivo de dois cimentos de ionômero de vidro após escovação simulada. RSBO. 2011 Jul-Set;8(3):287-93

77 Carolina DA Franca, Viviane Colares & Evert VAn Amerongen ; Avaliação de dois anos da abordagem do tratamento restaurador atraumático em restaurações de molares decíduos classe I e II. Jornal Internacional de Odontopediatria 2011; 21: 249- 253

78 R. S. Goud L. Nagesh. Shoba, H. G. Raju . Avaliação do desconforto experimentado por crianças em idade escolar durante a realização de "ART" e "MCP" - um estudo experimental; Journal of Dentistry, Universidade de Ciências Médicas de Teerão, Teerão, Irão 2012; Vol. 9, No.4

79 S. Konde, S. Raj, D. Jaiswal . Avaliação clínica de um novo material ART: Cimento de ionómero de vidro modificado com resina nanoparticulada. Jornal da Sociedade Internacional de Medicina Dentária Preventiva e Comunitária julho-dezembro de 2012, Vol. 2, N.º 2

80 Rodrigo G. de Amorim & Soraya C. Leal & Jo E. Frencken. Sobrevivência de selantes e restaurações do Tratamento Restaurador Atraumático (ART): uma meta-análise. Clin Oral Invest (2012) 16:429-441 DOI 10.1007/s00784-011-0513-3

81 Tathiane Larissa Lenzi, Clarissa Calil Bonifâcio, Marcelo Bönecker, W. Evert van Amerongen,Fernando Neves Nogueira, Daniela

Pr0cida Raggio, Flowable Glass Ionomer Cement Layer Bonding to Sound and Carious Primary Dentin. Jornal de Medicina Dentária para Crianças 2013-80:1

82 M. C. M. van Gemert-Schriks & W. E. van Amerongen & J. M. ten Cate & I. H. A. Aartman. Sobrevivência de três anos de restaurações ART de uma e duas superfícies numa população infantil de cáries altas. Clin Oral Invest (2007) 11:337-343 DOI 10.1007/s00784-007-0138-8

83 Ghaeth Yassen. Sobrevivência num ano de restaurações oclusais em molares primários colocados com e sem condicionador de cavidade. J Dent Child 2009;76:136-41

84 Anuradha Prakkia/Margareth C. P. Nunesa, Daniela F. G. Cefalyb, Jose R. P. Laurisc Maria, F. L Navarrod. Avaliação em seis anos da abordagem de tratamento restaurador atraumático em restaurações de classe III de dentes permanentes. J Adhes Dent 2008; 10: 233-237.

85 Regia Luzia Zanata & Ticiane Cestari Fagundes & Maria Cristina Carvalho de Almendra Freitas & Jose Roberto Pereira Lauris & Maria Fidela de Lima Navarro. Sobrevida em dez anos de restaurações ART em dentes posteriores permanentes. Clin Oral Invest (2011) 15:265-271

86 Steffen Mickenautsch & Veerasamy Yengopal & Avijit Banerjee. Tratamento restaurador atraumático versus longevidade da restauração de amálgama: uma revisão sistemática. Clin Oral Invest 2010; 14:233-240

87 J.E. Frencken, D. Taifour, e M.A. van't Hof. Survival of ART and Amalgam Restorations in Permanent Teeth of Children after 6.3 Years (Sobrevivência de restaurações de amálgama e ART em dentes permanentes de crianças após 6,3 anos). J Dent Res 2006;85(7):622-626,

88 J. E. Frencken, M. A. van't Hof , D. Taifour e Al-Zaher. Eficácia do ART e da abordagem tradicional de amálgama na restauração de cavidades de superfície única em dentes posteriores de dentições permanentes em crianças em idade escolar após 6,3 anos. Community Dent Oral Epidemiol

2007; 35: 207-214

89 Sonja M. Kalf-Scholte, Willem E. van Amerongen, Albert J. E. Smith, Harry J. A. van Haastrecht. Atraumatic Restorative Treatment (ART), A Three-year Clinical Study in Malawi- Comparação de restaurações convencionais de amálgama e ART. Journal of Public Health Dentistry primavera de 2003; Vol. 63, No. 2,

90 Edward C. M. Lo, Christopher J. Holmgren, Deyu Hu e Wim van ,Palenstein Helderman. Six-year follow up of atraumatic restorative treatment restorations placed in Chinese school children. Community Dent Oral Epidemiol 2007; 35: 387-392

91 Noor-Mohammed Roshan, Basha Sakeenabi. Survival of oclusal ART restorations in primary molars placed in school environment and hospital dental setup - one year follow-up study. Med Oral Patol Oral Cir Bucal. Nov 2011; 1;16

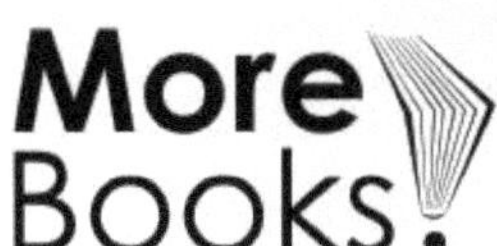

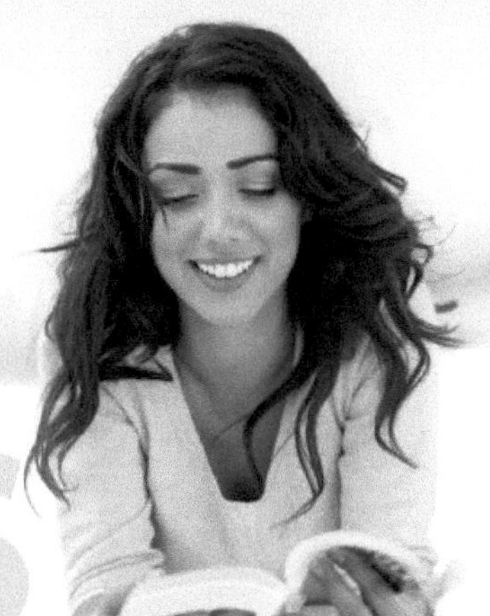

yes

I want morebooks!

Buy your books fast and straightforward online - at one of world's fastest growing online book stores! Environmentally sound due to Print-on-Demand technologies.

Buy your books online at
www.morebooks.shop

Compre os seus livros mais rápido e diretamente na internet, em uma das livrarias on-line com o maior crescimento no mundo! Produção que protege o meio ambiente através das tecnologias de impressão sob demanda.

Compre os seus livros on-line em
www.morebooks.shop

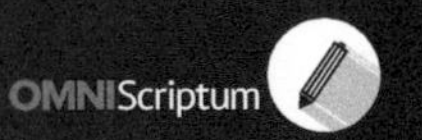

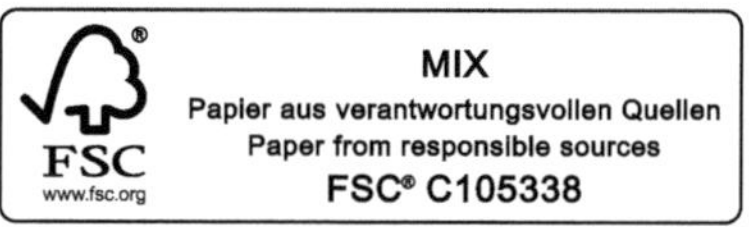

Printed by Books on Demand GmbH, Norderstedt / Germany